儿科常见病诊疗与用药指导

编著　王彬　矫云　张洪玲　孙娜　刘晨晖　于怀景

吉林科学技术出版社

图书在版编目（CIP）数据

儿科常见病诊疗与用药指导 / 王彬等编著. --长春：吉林科学技术出版社，2024. 5. --ISBN 978-7-5744-1668-0

Ⅰ. R72

中国国家版本馆CIP数据核字第202402X44X号

儿科常见病诊疗与用药指导

编　　著	王　彬　等
出 版 人	宛　霞
责任编辑	黄玉萍
封面设计	济南睿诚文化发展有限公司
制　　版	济南睿诚文化发展有限公司
幅面尺寸	170mm×240mm
开　　本	16
字　　数	220 千字
印　　张	12.75
印　　数	1~1500 册
版　　次	2024 年 5 月第 1 版
印　　次	2024 年 12 月第 1 次印刷

出　　版	吉林科学技术出版社
发　　行	吉林科学技术出版社
地　　址	长春市福祉大路5788 号出版大厦A 座
邮　　编	130118
发行部电话/传真	0431-81629529　81629530　81629531
	81629532　81629533　81629534
储运部电话	0431-86059116
编辑部电话	0431-81629510
印　　刷	廊坊市印艺阁数字科技有限公司

书　　号	ISBN 978-7-5744-1668-0
定　　价	75.00 元

编|委|会

主　编

王　彬　矫　云　张洪玲　孙　娜

刘晨晖　于怀景

副主编

周　娜　张瀚方　闵琴君　冯　帅

田念念　徐婉红　屈　玲

编　委（按姓氏笔画排序）

于怀景（山东大学齐鲁医院德州医院）

王　彬（青岛市城阳区人民医院）

田念念（湖北医药学院附属襄阳市第一人民医院）

冯　帅（山东省济南市章丘区妇幼保健院）

刘晨晖（郯城县第一人民医院）

孙　娜（高唐县人民医院）

闵琴君（泸州市妇幼保健院）

张洪玲（东营市河口区人民医院）

张瀚方（威海市文登区妇女儿童医院）

周　娜（山西省儿童医院/山西省妇幼保健院）

屈　玲（四川省宜宾市第一人民医院）

徐婉红（广东省佛山市南海经济开发区人民医院）

矫　云（山东省烟台市牟平区中医医院）

前　言

　　儿童时期标志着生命旅程的开始,是生命发展的关键阶段,为往后的发育成长奠定基础,因此儿科疾病的发展与治疗研究显得尤为重要。然而,由于年龄小,自我意识和表达能力不完善,且疾病的临床表现存在较大的个体差异,临床医师在诊治过程中常常难以准确分辨,因此,作为奋战在儿科临床一线的医务工作者,只有不断学习儿科前沿知识,才能与时俱进,从而更好地为患儿服务。此外,我国儿童人口基数庞大,儿童用药需求日益增长,儿童与成人身体和心理状况的差异、儿童用药临床试验受传统观念难以开展,这些因素导致我国儿童用药的安全性问题也日益突出。为了进一步巩固儿科学基本理论,拓宽临床医师眼界,推广国内外最新诊疗技术,促进儿童用药安全,我们特组织一批深耕临床的儿科专家编写了《儿科常见病诊疗与用药指导》一书。

　　本书将儿科临床医师成熟的诊疗思维、渊博的医学知识和丰富的临床经验融于一体,首先简要介绍了儿科学基础知识、儿童用药的相关内容,并指出了新生儿疾病的诊治要点。然后重点讲解了小儿神经系统、呼吸系统、循环系统、消化系统疾病,包括各疾病的病因、发病机制、临床表现、辅助检查、诊断与鉴别诊断、治疗和预防等内容。本书条理清晰、重点突出,内容紧跟国内外医学最新进展,集科学性、系统性、可操作性于一体,可作为临床儿科医师科学、规范、合理进行诊疗及用药的参考书。

　　由于儿科常见疾病诊治涉及面广,其理论和实践不断发展,编者水平和经验有限,书中存在的疏漏或不足之处,还望广大读者不吝指正,以期再版时进行修正。

《儿科常见病诊疗与用药指导》编委会

2024 年 3 月

目　录

第一章

小儿各系统概述

第一节　小儿循环系统

一、胎儿血液循环及出生后的改变

(一)正常胎儿血液循环

胎儿时期的营养和气体代谢是通过脐血管和胎盘与母体之间以弥散方式进行交换的。由胎盘来的动脉血经脐静脉进入胎儿体内,至肝下缘分成两支:一支入肝与门静脉吻合;另一支经静脉导管入下腔静脉的混合血(以动脉血为主)进入右心房后,约1/3经卵圆孔入左心房,再经左心室流入升主动脉,主要供应心、脑及上肢;其余流入右心室。从上腔静脉回流的、来自上半身的静脉血,入右心房后绝大多数流入右心室,与来自下腔静脉的血液一起进入肺动脉。由于胎儿时期肺处于压缩状态,故经肺动脉的血液只有少量流入肺,经肺静脉回到左心房;而大部分血液经动脉导管与来自升主动脉的血液汇合后,进入降主动脉(以静脉血为主),供应腹腔器官及下肢,同时经过脐动脉回至胎盘,获得营养及氧气。故胎儿期供应脑、心、肝及上肢的血氧量显著高于下肢。

(二)出生后血循环的改变

胎儿出生后脐血管阻断,呼吸建立,肺泡扩张,肺小动脉管壁肌层逐渐退化,管壁变薄、扩张,肺循环压力下降,从右心经肺动脉流入肺的血流增多,使肺静脉回流至左心房的血量亦增多,左心房压力因而增高。当左心房压力超过右心房时,卵圆孔瓣膜先在功能上关闭,至生后5~7个月,解剖上大多闭合。同时由于肺循环压力的降低和体循环压力的升高,流经动脉导管的血流逐渐减少,最后停止,形成功能性关闭。此外,还因血氧增高,致使导管壁平滑肌收缩,故导管逐渐

— 1 —

闭塞,约80%婴儿于生后3个月、95%婴儿于生后1年内形成解剖上关闭。若动脉导管持续未闭,可认为有畸形存在。脐血管则在血流停止后6～8周完全闭锁,形成韧带。

二、心脏的大小和位置

4个心腔的容积初生时为20～22 mL;至1岁时达2倍;2岁半时增大到3倍;近7岁时增至5倍,即100～110 mL;其后增长缓慢,至青春初期,其容积仅为140 mL;以后增长又逐渐加快,至18～20岁时达240～250 mL。小儿心脏的位置随年龄而改变,新生儿和<2岁幼儿的心多呈横位,以后逐渐转为斜位。位置的变更与许多因素有关,例如小儿开始起立行走后肺和胸廓的发育以及横膈的下降等。

三、房室增长速度

小儿心脏与体重的增长平行,但左、右心的增长不平衡。胎儿的右心室负荷大,左心室负荷小,在新生儿时期两侧心室壁厚度几乎相等,为4～5 mm。出生后,随着小儿的成长,体循环量日趋扩大,左心室负荷明显增加,而肺循环的阻力在生后即明显下降,故左心室壁较右侧增厚更快;6岁时左心室壁厚达10 mm,约为新生儿时的2倍,而右心室壁厚尚不及6 mm,15岁时左心室壁厚度增长到出生时的2.5倍,而右心室仅增长原来厚度的1/3。

四、血管特点

小儿的动脉相对比成人粗。动脉内径与静脉内径之比在新生儿为1:1,成人为1:2。随着年龄的增长,动脉口径相对狭窄。在大动脉方面,10岁以前肺动脉直径较主动脉宽,至青春期其主动脉直径超过肺动脉。在婴儿期,毛细血管特别粗大,肺、肾、肠及皮肤的微血管口径不仅相对地,而且绝对地较成人期粗大,因而对这些器官新陈代谢和发育起到良好的作用。

五、心率

小儿的心率相对较快,主要由于其新陈代谢旺盛,身体组织需要更多的血液供给,而心脏每搏输出量有限,只有增加单位时间内的搏动次数以满足需要。同时婴幼儿迷走神经兴奋性低,交感神经占优势,故心率较易加速。心率随年龄增长而逐渐减慢,新生儿每分钟平均心率120～140次,1岁以内110～130次,2～3岁100～120次,4～7岁80～100次,8～14岁70～90次。

六、血压

(一)动脉血压

动脉血压的高低主要取决于心每搏输出量和外周血管阻力。婴儿由于心每搏输出量较少,血管口径较粗,动脉壁柔软,故动脉压较低,其后随年龄增长而逐渐升高。为了便于推算,可采用下列公式:收缩压=(年龄×2)+10.7 kPa(80 mmHg),此数值的2/3为舒张压。收缩压高于此标准2.7 kPa(20 mmHg)为高血压,低于此标准2.7 kPa(20 mmHg)为低血压;小儿年龄越小则血压越低,一般收缩压低于10.0 kPa(75 mmHg)为低血压。正常情况下,下肢血压比上肢约高2.7 kPa(20 mmHg)。

(二)静脉血压

静脉压的高低与心搏出能力、血管功能及循环血容量有关。上、下肢静脉的血液返回右心室是否通畅也影响静脉血压。正常小儿仰卧床上,背部垫高呈45°,颈静脉在胸骨上窝水平之上,应隐塌不见。如颈静脉饱满,超过此水平,示静脉压增高。学龄前儿童颈静脉压一般在3.9 kPa(40 mmH$_2$O)左右,学龄儿童约为5.9 kPa(60 mmH$_2$O)。小儿哭叫不安、体力活动及变换体位时,静脉压可显著增高。

第二节 小儿呼吸系统

一、胎儿时期肺的发育

胎儿时期肺的发育要为出生后能完成生理需要的呼吸功能做准备,这是一个极为复杂的过程。除形态学发育外,还要准备出生后肺从分泌器官到气体交换器官的转变,并建立与之相适应的肺循环。

成人从气管到肺泡逐级分支共23级:0～16级为传导区,包括从气管到毛细支气管各级分支;17～19级为移行区,由呼吸毛细管构成;20～23级为呼吸区,由肺泡管及肺泡囊组成,为肺的呼吸部分。胎儿肺的发育分5期。

(一)胚胎期(4～6周)

呼吸系统的发育始于内胚层及间胚层,于妊娠26～28天开始,在前原肠的内胚层出现原始气道,并很快分为左、右总支气管,为"肺芽",肺段支气管在妊娠5～6周建立。

(二)腺期(7～16周)

由于本期的肺组织切片与腺泡相似,故有此名。气管分支总数的45%～75%在妊娠10～14周已确定。到16周,呼吸道的所有传导区均已出现。此后的发育只有长度和管径的增长,而无数目的增加。移行区呼吸毛细支气管的发育于14～16周开始。到本期末,原始气道开始形成管腔,此期气管与前原肠分离,分离不全则形成气管食管瘘,是严重先天畸形的形成原因。

(三)成管期(17～27周)

此期支气管分支继续延长,形成呼吸管道,细胞变为立方或扁平,开始出现有肺Ⅱ型细胞特点的细胞,并有了肺腺泡的基本结构。毛细血管和肺的呼吸部分的生长为本期特点,毛细血管首先出现于间质,逐渐向肺泡靠近。

(四)成囊期(28～35周)

末端呼吸道在此期加宽并形成柱状结构,是为肺泡小囊。

(五)肺泡期(36周～生后3岁)

本期出现有完整的毛细血管结构的肺泡,肺泡表面扩大,这是肺泡能进行气体交换的形态学基础,肺呼吸部的主要发育是在生后。但肺能在子宫外完成气体交换作用,尚需有肺表面活性物质的参与。只在进入本期以后,胎儿呼吸道内液体中才出现肺表面活性物质。肺泡成熟的时间和进程受内分泌控制,甲状腺素有促进肺泡分隔作用。肺泡的形成也受物理因素影响,胎儿肺液对肺的伸张和胎儿呼吸对肺周期性的扩张都是肺泡腺泡发育所必需的。膈疝、羊水过少或胎儿呼吸停止(脊髓病变)都会造成肺发育不良。

二、围产期呼吸生理

(一)肺液的作用

胎儿肺从成管期开始即充有液体,其含量为20～30 mL/kg,大致与功能余气量相当。肺液系肺泡细胞主动分泌的产物,其中含有表面活性物质。肺液对以空腔为特点的肺泡的发育有重要影响。由于肺液的存在,胎儿的肺并非处于完全萎陷状态,因此在一定程度上减少了出生时肺膨胀的困难。若初生婴儿出现大片肺不张,必有病理原因,不可简单地认为出生后肺未能扩张所致。胎儿的肺液部分上升到咽部被咽下,部分进入羊水。

（二）生后呼吸的建立

自妊娠 11 周起,胎儿在宫内有 55%～90% 的时间呈现呼吸动作。胎儿呼吸通常不受血液化学刺激控制,而与神经调节有关,但严重宫内窒息引起的血液气体改变仍可刺激胎儿呼吸。

分娩时胎儿经过产道受挤压,肺液被压出约 1/3。胎儿头、胸娩出后,胸部从被压状态复原,将空气"吸入"上呼吸道。在环境温度、光、声、重力改变和血液 pH 及氧分压下降等刺激因素综合影响下,皮肤和肺部感受器传入刺激的作用,引致第一次吸气。由于需要克服肺的表面张力,第一次吸气所需的负压是人的一生中最大的吸气负压,约 4.9 kPa(50 cmH$_2$O),最大可达 9.8 kPa(100 cmH$_2$O)。第一次吸入气量约 50 mL,其中 20～30 mL 留在肺内组成功能残气的一部分(约占功能余气量的 30%)。几次呼吸后,肺进一步膨胀,吸气负压逐渐下降,功能残气达到正常水平。第一次吸气后,由于负压作用,肺液进入间质;在生后数小时内被毛细血管和淋巴系统所移除。如果生后 24 小时内肺液吸收不全,可引起呼吸困难。早产儿胸廓软,难于产生较大的负压,加之血浆蛋白低,不利于肺液的吸收。

生后呼吸的建立与循环的建立密切相关。胎儿的肺循环以高阻力低流量为特点。出生后,由于胎盘循环停止和肺的充气,很快转变为低阻力高流量的循环,结果导致卵圆孔(生后 2 小时)和动脉导管(生后 6～12 小时)的功能性关闭。当肺通气不足和缺氧时,可重新开放,引起右到左分流。

（三）肺表面活性物质的作用

肺泡的上皮细胞主要有 Ⅰ 型和 Ⅱ 型两种。Ⅰ 型细胞直径 50～60 μm,它们覆盖大约 96% 的肺泡表面。Ⅱ 型细胞直径 10 μm,占肺泡细胞总数的 60%,位于多面形肺泡的成角处。胞质内的板层小体含有多数嗜锇酸物质,主要为磷脂,是表面活性物质的储存处。表面活性物质是由肺 Ⅱ 型细胞合成的。

肺表面活性物质分布于肺泡表面,是磷脂蛋白复合物。其中磷脂约占 80%,主要的二棕榈酰磷脂酰胆碱占磷脂的 70%～80%,是降低表面张力的重要成分。肺表面活性物质中蛋白约占 10%,分为 SP-A(Surfactant Protein A)、SP-B、SP-C、SP-D 4 种。亲水的 SP-A 有多种重要功能,对肺上皮细胞摄取表面活性物质进行再循环起作用,更可促进肺泡吞噬细胞的活性,抵抗渗出到肺泡的物质对肺表面活性物质的抑制作用,疏水的 SP-B 和 SP-C 可促进磷脂在肺泡气-液界面的吸附和扩展,并有助于单分子层的形成和稳定。SP-D 的功能不明。表面活性物质的主要作用包括:①减低肺泡表面张力;②保持肺泡的稳定性;

③减少液体自毛细血管向肺泡渗出;④防御功能。在胎儿发育过程中,具有表面活性作用的卵磷脂的合成途径有二:一为通过磷酸胆碱移换酶合成,此途径通常在新生儿开始呼吸后才起作用;另一途径为通过甲基移换酶合成,此途径于胎儿22～24周开始起作用,随胎龄增加而加强。但羊水中要到妊娠30周才能检测到磷脂,提示表面活性物质分泌到肺泡要晚于Ⅱ型细胞的合成。

妊娠34周以前出生早产儿,肺表面活性物质的合成可能不足。酸中毒、缺氧、低温等因素常使早产儿肺表面活性物质的合成减少,不能满足需要,导致新生儿呼吸窘迫综合征。当初生的早产儿费大力第一次吸气后将气体呼出时,由于缺少表面活性物质,不能维持肺泡稳定,肺泡将萎陷(肺不张),以致第二次、第三次吸气仍需极大的负压,而呼气后仍为肺不张。其结果是肺不张导致缺氧,又使肺表面活性物质减少,以致肺不张更为加重,形成恶性循环。此即新生儿呼吸窘迫综合征的基本病理生理变化。

20世纪80年代以来,根据表面活性物质缺乏是新生儿呼吸窘迫综合征的基本病因,应用肺表面活性剂治疗该病在临床上已取得成功。

(四)新生儿初生时血气改变的特点及原因

根据中国医学科学院儿科研究所与北京医学院妇儿医院产科研究资显示,143例不同时期正常新生儿血液气体分析结果见表1-1。①从初生时耳血的血气改变可知出生12小时内的新生儿大都有不同程度的代谢性酸中毒和呼吸性酸中毒,并有低氧血症,呈现为混合性酸中毒与窒息样的血气改变。②出生12小时后随着肺功能的改善,血气各项指标较初生时都有所进步。新生儿初生阶段血气变化的特点与分娩过程及胎儿出生后呼吸、循环的改变密切相关。分娩时,尤其是第二产程以后,由于母亲屏气、子宫收缩、胎盘血流减少等因素,均可影响胎盘与胎儿气体交换。胎儿娩出前都有"生理性"窒息。脐静脉血反映胎儿接受母亲方面的血液氧分压水平,均值仅3.9 kPa(29.2 mmHg),明显低于出生后动脉氧分压的数值。生后6小时以内碱剩余偏低,正是产程中缺氧造成代谢性酸中毒的结果。肺内残余液体于生后数小时内逐渐被吸收。初生后短时间肺内生理变化类似合并肺不张的肺水肿的恢复过程,这可解释初生阶段二氧化碳分压(PCO_2)偏高和氧分压偏低的特点。

(五)出生前后血红蛋白的发育

妊娠10周以后胎儿血红蛋白占血红蛋白总量的95%,直到妊娠30周。至分娩时胎儿血红蛋白约占80%(65%～95%),生后1～2个月时占50%,6个月时只占 5%。胎儿血红蛋白的氧亲和力高,氧离解曲线左移;与成人标准的氧离解曲线相比,在同样动脉氧分压时血氧饱和度(SO_2)偏高,有利于携氧。在新生儿时期,由于胎儿血红蛋白的关系,不宜用常规方法从氧分压推算 SO_2。

表 1-1　不同时期正常新生儿动脉化耳血血气分析结果(143 例)

日龄	pH		PCO_2 kPa(mmHg)		PO_2 kPa(mmHg)		BE mmol/L	
	均值	标准差	均值	标准差	均值	标准差	均值	标准差
出生~12 小时	7.317	0.049	5.4(40.6)	0.5(3.91)	7.7(58.0)	0.8(6.22)	−5.4	3.03
12 小时~4 天	7.397	0.036	4.8(36.2)	0.4(3.62)	8.1(60.7)	0.8(5.91)	−1.9	2.29
4 天~28 天	7.385	0.042	5.0(37.4)	0.6(4.59)	8.4(62.8)	0.9(7.05)	−2.4	3.40

三、小儿呼吸系统的发育及解剖特点

(一)鼻和鼻窦

婴幼儿缺少鼻毛,鼻黏膜柔弱且富含血管,故易受感染,感染时由于鼻黏膜的充血肿胀,常使狭窄的鼻腔更加狭窄,甚至闭塞,发生呼吸困难。这说明即使在普通感冒时,婴儿也可能发生呼吸困难、拒绝吃奶,以及烦躁不安等症状。此外,婴儿时期鼻黏膜下层缺乏海绵组织,此后逐渐发育,到了性成熟期最为发达,所以婴幼儿很少发生鼻衄。而接近性成熟期时鼻出血才多见。

鼻窦在新生儿时只有始基或未发育,到青春期后才发育完善,由于年幼儿鼻窦发育较差,故虽易患上呼吸道感染,但极少引起鼻窦炎。但上颌窦孔相对较大,鼻腔感染时可发生上颌窦炎。鼻泪管在年幼儿较短,开口部的瓣膜发育不全,位于眼的内眦,所以小儿上呼吸道感染往往侵及结膜。

(二)咽

咽为肌性管道,上宽下窄,形似漏斗,分鼻咽、口咽和喉咽三部分。咽部淋巴组织丰富,有的聚集成团,有的分散成小簇,在咽部黏膜下有淋巴管互相联系,形成咽淋巴环,是咽部感染的防御屏障。严重的腺样体肥大是小儿阻塞性睡眠呼吸暂停综合征的重要原因。

1.腺样体

腺样体又称咽扁桃体或增殖体,在小儿 6~12 个月时开始发育,位于鼻咽顶与后壁交界,肥大时可堵塞后鼻孔,影响呼吸。

2.腭扁桃体

腭扁桃体即扁桃体,是咽部最大的淋巴组织,位于两腭弓之间,新生儿时期

不发达,到 1 岁末,随着全身淋巴组织的发育而逐渐长大,4～10 岁时发育达最高峰,14～15 岁时又逐渐退化,由此可以说明咽峡炎常见于学龄儿童,而 1 岁以下婴儿则很少见。扁桃体具有一定的防御功能,但当细菌藏于腺窝深处时,却又成为慢性感染的病灶。

3.耳咽管

年幼儿耳咽管较宽,短而且直,呈水平位,因此患感冒后易并发中耳炎。

(三)喉

新生儿喉头位置较高,声门相当于 $C_{3\sim4}$ 的水平(成人相当于 $C_{5\sim6}$ 的水平),并向前倾斜。气管插管时需将喉头向后压以利于暴露声门。6 岁时声门降至 C_5 水平,但仍较成人为高。小儿喉腔呈漏斗形,分为声门上区、声门区和声门下区。声门区包括室带和声带,声带的前 3/5 为发音部分,后 2/5 位于杓状软骨之间的为呼吸部分。声门以下至环状软骨以上为声门下区,是小儿呼吸道最狭窄处,与成人最狭部在声门不同,选择气管插管时应予注意。婴幼儿声门下区组织结构疏松,炎症时容易发生水肿,引起喉梗阻。

(四)气管、支气管

新生儿气管长度 78% 在 3.5～5 cm。气管分叉在新生儿位于 $T_{3\sim4}$,而成人在 T_5 下缘。右侧支气管较直,有似气管的直接延续,因此气管插管常易滑入右侧,支气管异物也以右侧多见。新生儿末梢气道相对较宽,从新生儿到成人肺重和肺总量增加 20 倍,气管长度增加 3 倍,直径增加 4 倍,而毛细支气管只增加 2 倍,但其壁厚增加 3 倍。毛细支气管平滑肌在生后 5 个月以前薄而少,3 岁以后才明显发育,故小婴儿的呼吸道梗阻除因支气管痉挛外,主要是黏膜肿胀和分泌物堵塞。婴儿支气管壁缺乏弹力组织,软骨柔弱,细支气管无软骨,呼气时易被压,造成气体滞留,影响气体交换。由于胎儿时期气道的发育先于肺泡的发育,新生儿的肺传导部分多,呼吸部分少,故无效腔/潮气量比例大(成人为 0.3,新生儿为 0.4,早产儿为 0.5),其结果呼吸效率低。呼吸道阻力与管道半径 4 次方成反比,由于管径细小,婴儿呼吸道阻力绝对值明显大于成人,在呼吸道梗阻时尤为明显。

(五)肺

肺泡直径早产儿仅 75 μm,新生儿为 100 μm,成人为 250～350 μm。足月新生儿肺泡数目仅为成人的 8%。新生儿肺泡数目约 2 500 万,而成人肺泡数约 3 亿(2 亿～6 亿)。生后肺的发育分为 2 期:第 1 期从出生到生后 18 个月,此期肺气体交换部分的面积和容积有不成比例的快速增长,毛细血管容积的增长更快于肺容积,不但有新肺泡间隔出现,更伴有肺泡结构的完善化,其结果肺泡的发育可在 3 岁以前完成,而不是以前的观点,认为肺泡的发育完成要到 8 岁。第 2 期肺脏所有组分均匀生长,虽然还可有新肺泡生出,但主要是肺泡体积的增加。肺泡面积初生时为2.8 m²,8 岁时为 32 m²,到成人期为 75 m²。

在成人肺泡间有肺泡孔,在气道梗阻时起侧支作用,在婴幼儿要到 2 岁以后才出现肺泡孔,故新生儿无侧支通气。婴儿肺泡表面积按公斤体重计与成人相似,但婴儿代谢需要按公斤体重计,远较成人高,因此婴儿应付额外的代谢需要时,呼吸储备能力较小。小儿的肺叶以及其各肺叶的界线,与成人大致相同。但 2 岁以内小儿肺叶之间的肺裂隙常不明显,有时仅在肺的表面呈一浅沟。在婴幼儿时期,肺上、中两叶往往尚未分开。

(六)肺门

肺门包括大支气管、血管和大量的淋巴结(支气管肺淋巴结、支气管叉部淋巴结和气管淋巴结)。肺门淋巴结与肺脏其他部位的淋巴结互相联系。因此肺部各种炎症均可引起肺门淋巴结的反应。肺间质气肿时气体可经过肺门进入纵隔,形成纵隔气肿。

(七)呼吸肌与胸廓

婴儿胸廓前后径略等于横径,生后 2 年内渐变椭圆形。初生时肋骨主要为软骨,随年龄增长逐渐钙化。婴儿肋骨与脊柱几乎成直角,吸气时不能通过抬高肋骨而增加潮气量。婴儿胸部呼吸肌不发达,主要靠膈呼吸,易受腹胀等因素影响,而且婴儿的膈呈横位,倾斜度小,收缩时易将下部肋骨拉向内,胸廓内陷,使呼吸效率减低。由于婴儿胸壁柔软,用力吸气产生较大负压时,在肋间,胸骨上、下和肋下缘均可引起内陷,限制了肺的扩张。由于吸气时胸廓活动范围小,尤以肺的后下部(脊柱两旁)扩张受限制。呼吸肌的肌纤维有不同类型,其中耐疲劳的肌纤维在膈肌和肋间肌于早产儿不到 10%,足月儿占 30%,1 岁时达成人水平,占 50%～60%。故小婴儿呼吸肌易于疲劳,成为导致呼吸衰竭的重要因素。

(八)胸膜及纵隔

小儿胸膜较薄,纵隔较成人相对地大,其周围组织柔软而疏松,所以胸膜腔有较大量液体时,常易引起纵隔器官移位。又由于纵隔在胸廓内占据较大空间,限制了吸气时肺脏的扩张。

四、小儿呼吸的生理特点及功能检查

(一)小儿呼吸的生理特点

呼吸的目的是排出二氧化碳,吸进新鲜氧气,保证气体交换的正常进行。小儿呼吸的特点以婴儿时期最为明显。

小儿肺脏的容量相对地较小,潮气量的绝对值也小于成人。按体表面积计算肺容量比成人小6倍,潮气量也较小。而代谢水平及氧气的需要则相对地较高。按体表面积计,1岁小儿的静息能代谢为成人的1.6倍,而潮气量仅为成人的40%~50%,从满足机体代谢需要考虑,小儿的肺容量处于相对不利的地位。由于小儿胸廓解剖特点的限制,要满足机体代谢的需要,只有采取浅快的呼吸作为消耗能量最少的方式,故小儿呼吸频率较快。年龄越小,呼吸越快。

高度柔软的胸壁使婴儿在呼吸负担增大时难以有效地增加通气量。婴儿横膈肌纤维的化学成分和解剖特点,决定了婴儿在呼吸负担增加时易于出现呼吸肌疲劳。由于婴儿功能残气相对的小,其肺内氧储备也相对地小于成人,但氧消耗量却相对地较高,因此在呼吸功能不全时易于出现氧供应不足。值得注意的是,新生儿组织耐受缺氧的能力比成人强,可能与新生儿细胞在缺氧时可代谢乳酸和酮体有关。

小儿由于以上的呼吸特点,在应付额外负担时的储备能力较成人差。如婴幼儿肺炎时,其代偿缺氧的呼吸量最多增加2.5倍左右,故易发生呼吸衰竭。

呼吸神经调控的总目标是从能量消耗和机械角度,用最经济的方法维持血气的稳定。这项工作是通过感受器(气道、外周和中枢化学感受器)、中枢(脑桥和延髓的神经元)、呼吸肌(肋间肌、膈肌)反馈环来完成的。呼吸中枢根据生理需要,对不同刺激可有不同调控,新生儿和小婴儿与儿童又有所不同。如婴儿吃奶时,由于部分呼吸肌受抑制,可有暂时的通气下降。新生儿对输入刺激敏感,喉反射可强烈抑制呼吸,如小婴儿误吸和强烈的喉刺激可发生危险的窒息。从临床角度,反馈环的传出系统是更容易发生呼吸障碍的部分,特别是婴幼儿时期。有效的通气需要各部分呼吸肌的协同作用,新生儿时期协调能力差,小婴儿快速动眼睡眠时间长,此时肋间肌受抑制,加之极大的胸廓顺应性,导致吸气时胸廓下陷,呼吸负担加重。

(二)小儿时期呼吸动态

婴儿时胸廓活动范围小,呼吸肌发育不全,所以呼吸时肺主要向膈肌方向扩张,呈腹(膈)式呼吸。2岁时小儿已会行走,腹腔器官下降,肋骨前端逐渐下降

而形成斜位,与脊柱间形成锐角,呼吸肌也随年龄而发达,吸气时胸腔的前后径和横径显著增大,于是小儿开始出现胸腹式呼吸。7 岁以后混合式呼吸占 4/5,腹式占 1/5。

(三)儿童呼吸功能的检查

呼吸功能检查是了解呼吸系统疾病病情的重要手段,它对诊断病情,评价治疗效果都能提供重要信息。5 岁以上小儿渐能合作,可做较全面肺功能检查,主要项目如下。

1.肺容量

(1)潮气量:安静呼吸时每次吸入或呼出的气量。

(2)肺活量:一次深呼吸的气量,代表肺脏扩张和回缩的能力。凡使肺呼吸活动受限制的疾病(如胸膜炎、肺纤维化),均可使肺活量减少。

(3)功能余气量:平静呼气后残留在肺内气量。肺脏体积与肺弹性回缩力的改变是影响功能残气的重要因素。肺气肿时肺弹性回缩力下降,功能残气增加。肺炎、肺水肿等肺实质病变时功能残气减少。

(4)残气量:用力呼气后残留在肺内的气量。

(5)肺总量:肺活量与残气容积之和。正常儿童残气/肺总量的比值小于0.3,阻塞性肺疾病时此值增大。

肺容量的检查通常以肺量计进行,但功能余气量及残气容积的检查需以氮稀释法或体积描记法另行测定。图 1-1 示肺容量的各个组成部分。

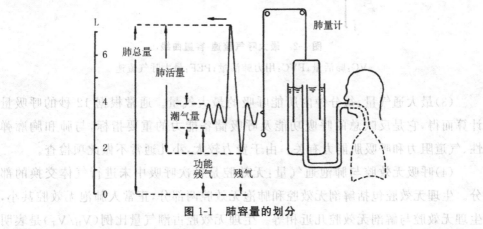

图 1-1 肺容量的划分

2.通气功能

通气功能检查大致分两方面,一方面是基于用力呼气的检查,重点在了解气道阻塞情况,另一方面是了解通气的能力和效率。

(1)用力肺活量(FVC):深吸气后用最大力量最快呼出的气量。第 1 秒用力呼气容积(FEV$_1$)指深吸气后 1 秒内快速呼出的气量,FEV$_1$/FVC％<70％提示气道阻塞,如见于哮喘患者。

(2)最大呼气流速-容量曲线:检查时患者做法与深吸气后做用力肺活量相同,但将曲线描记为以流速为纵坐标、肺容量为横坐标的图形(图 1-2)。从图中的呼气曲线可知,正常的呼气流速峰值在 75％以上肺活量时,此后流速渐降,为与用力无关的部分。通常以 V$_{50}$和 V$_{25}$表示 50％和 25％肺活量时的流速。它们可比 FEV$_1$较敏感地反映小气道的病变。在阻塞性肺疾病早期,V$_{50}$和 V$_{25}$即下降。最大呼气流速峰值亦可用简易的最大呼气流速计测量,可用于筛查或疗效观察,但不够敏感。

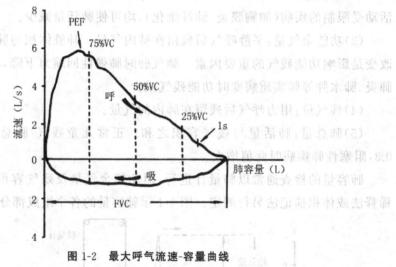

图 1-2　最大呼气流速-容量曲线

VC:肺活量;FVC:用力肺活量;PEF:最大呼气流速

(3)最大通气量:每分钟内所能呼吸的最大气量。通常根据 12 秒的呼吸量计算而得,它是反映总的呼吸功能及呼吸储备能力的重要指标,与肺和胸廓弹性、气道阻力和呼吸肌能力有关。由于费力较大,小儿通常不做此项检查。

(4)呼吸无效腔与肺泡通气量:无效腔是每次呼吸中未进行气体交换的部分。生理无效腔包括解剖无效腔和肺泡无效腔两部分,正常人肺泡无效腔甚小,生理无效腔与解剖无效腔几近相等。生理无效腔占潮气量比例(V$_D$/V$_T$)是表明通气效率的重要指标,有重要临床意义。肺泡通气量是每分通气量减去无效腔呼吸量后的通气量,即代表有效通气量,是反映肺脏通气功能的一项基本指标。若代谢情况不变,肺泡通气量减低,动脉 PCO$_2$将增高。

3.肺顺应性和呼吸道阻力

呼吸系统的总顺应性包括胸廓顺应性和肺顺应性。顺应性反映弹性阻力，以单位压力改变引起的肺体积变化表示。气道阻力反映气道阻塞情况，以每秒内 1 L 气流所产生的压力差表示。二者测定技术均较复杂，临床不常用。但肺活量可在一定程度反映顺应性的改变；气道阻力的变化可从用力呼气的通气功能检查中得到了解。

由于呼吸功能检查的数值受年龄、性别、身高、体重诸因素的影响，以及受检查方法、仪器、与患儿合作程度的限制，正常波动范围较大，其评价要结合临床考虑。通常以实测值占预计值 80% 以下为呼吸功能减损，50% 以下为严重减损。由于应用仪器不同，根据其结果所计算预计值公式可有很大不同。通常可根据自家实验室肺功能仪测量结果得出的预计值公式来评价患者的肺功能改变。常规肺功能检查的一项重要作用是区别阻塞性与限制性通气功能障碍。

4.换气功能

换气功能是反映肺泡和血液间的气体交换的效率和能力。临床实用的有下列 3 项，这些检查方法不需患儿合作，在婴幼儿中也可应用。

(1)肺内分流量：吸纯氧半小时后取动脉血测定 PaO_2 及 $PaCO_2$，计算公式如下。

$$吸纯氧后肺泡氧分压(P_AO_2)＝当日大气压－(47＋PaCO_2)$$

$$肺内分流量(\%)(Q_S/Q_T)＝\frac{0.0031(P_AO_2－PaO_2)}{5＋0.0031(P_AO_2－PaO_2)}$$

注意：当心排血量有明显变化时，此公式误差增大。

为简便计算，临床上可根据不同吸入氧浓度及动脉氧分压从图中查出肺内分流量的大概数值(图 1-3)。

肺内分流增加是肺病变引起严重血氧下降的主要原因。肺炎、肺不张、肺水肿等凡能使肺泡通气功能丧失，肺泡毛细血管血流不能与肺泡气接触者均可使肺内分流增加。在重症婴儿肺炎，肺内分流可占心排血量 30%～50% 之多。

(2)肺泡动脉氧分压差 $[P_{(A-a)}O_2]$：可根据下列公式计算。

$$吸入气 PO_2＝(大气压－47)\times 吸入氧浓度\%$$

$$肺泡气 PO_2(P_AO_2)＝吸入气 PO_2－\frac{PaCO_2}{呼吸商}$$

(为简便计算呼吸商可以 0.8 代入)

$$肺泡动脉氧分压差 P_{(A-a)}O_2＝P_AO_2－PaO_2$$

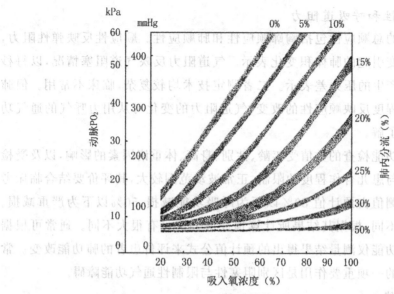

图 1-3　肺内分流量计算图

将"（为简便计算呼吸商可以 0.8 代入）"的结果代入肺泡动脉氧分压差 $[P_{(A-a)}O_2]=P_AO_2-PaO_2$ 中即可得出 $P_{(A-a)}O_2$。

依以上方法，若已知吸入氧浓度及动脉血气（PaO_2 及 $PaCO_2$）数值，即可计算 $P_{(A-a)}O_2$。应该指出，在病理情况下，由于呼吸商的改变，可有较大误差，但正常小儿上限不超过 4.0 kPa（30 mmHg）。$P_{(A-a)}O_2$ 增加提示换气功能障碍，但在循环不良，混合静脉血氧下降时，此值亦可增大。因此，在评价它对诊断上的意义时要有分析。根据检查可知，在婴幼儿肺炎，$P_{(A-a)}O_2$ 在 4.0 kPa（30 mmHg）以上者占 90%以上，可见其普遍性。

（3）生理无效腔：比较有意义的是测定 V_D/V_T。假定肺泡气 PCO_2 可用动脉血的 $PaCO_2$ 代表，收集全部呼出气，用血气分析仪测其 CO_2 分压（P_ECO_2），则可根据下列公式计算 V_D/V_T。

$$V_D/V_T=PaCO_2-P_ECO_2/PaCO_2$$

正常婴儿 V_D/V_T 值约 30%。危重肺炎时呼吸表浅，呼吸无效腔可占潮气量 90%以上，使大部气体徒然在气道内流动，不能进行有效的气体交换。临床上可用下列简便方法推测是否有换气功能障碍：计算 $PaCO_2$ 与 PaO_2 之和，此值通常在 14.7～18.7 kPa（110～140 mmHg）；此值小于 14.7 kPa（110 mmHg），包括吸氧患者，提示有换气功能障碍；此值大于 18.7 kPa（140 mmHg），不包括吸氧患者，可能有技术误差。

5.血液气体分析

呼吸功能的最终目的是维持血液气体的正常组成,因此血液气体分析是了解患儿呼吸功能是否可满足基本生理需要的可靠方法。在呼吸、循环和肾衰竭时,血液气体分析对诊断和治疗都有重要作用。在婴幼儿时期因其他呼吸功能检查方法较难进行,微量血液气体分析更显重要。一般均以动脉或热敷后动脉化毛细血管血为标准。

血液气体分析与酸碱平衡密切相关,二者常同时进行,各项检查的意义分述如下。

(1)血氧分压(PO_2):代表物理溶解于血液内的氧。在呼吸系统疾病,它是反映肺脏换气功能的重要指标,常可提示肺实质病变的程度。正常成人动脉 PO_2 为 10.7~13.3 kPa(80~100 mmHg),7 岁以下小儿由于肺泡弹性尚未发育,闭合容量相对地较大,PO_2 偏低,婴幼儿 PO_2 平均仅约 9.3 kPa(70 mmHg),7 岁后渐达成人水平。由于血氧解离曲线的特点,通常 PO_2 在8.0 kPa(60 mmHg)以下才会对患儿有不利的临床影响。

(2)PCO_2:代表物理溶解于血液内的二氧化碳,是衡量肺泡通气量的重要指标。小儿 PCO_2 偏低,婴幼儿更低,这是因为婴幼儿肾功能较差,酸性代谢产物的排出需消耗体内较多的碱储备,使血液 HCO_3^- 处于较低的水平,机体为了维持 pH 在正常范围,PCO_2 代偿地处于较低的水平。婴儿 PCO_2 平均 4.7 kPa (35 mmHg),此后逐渐增高,至 18 岁后达到 5.3 kPa(40 mmHg),即正常成人的水平。PCO_2 增高表示肺泡通气量不足,可为原发的呼吸性酸中毒或为代谢性碱中毒的代偿。PCO_2 减低表示通气过度,可为原发的呼吸性碱中毒,或为代谢性酸中毒的代偿。

(3)pH:血液 pH 由 PCO_2 及 HCO_3^- 所决定,正常范围在 7.35~7.45。血液气体分析中最应受重视的是 pH 的改变。因其他指标只反映某一项原发或继发改变的程度,而 pH 所反映的则是包括机体调节作用在内的最终结果。不论 PO_2 或 PCO_2 的改变,都可通过代谢或循环途径进行一定的代偿,而 pH 下降则是机体代偿能力不足或丧失的反映。由二氧化碳潴留和缺氧所致的严重酸中毒,pH 可降至 7.20 以下,严重干扰细胞代谢及心、脑等重要脏器的功能,应紧急处理。

此三项为常规血液气体分析直接测定的指标,其他项目为间接计算所得结果。

(4)SO_2:血红蛋白含氧的百分数。SO_2 的多少与 PO_2 和氧血红蛋白氧解离曲线有关,它不但反映肺脏情况,还反映血液运输氧的能力,成人动脉 SO_2 约为

96％,婴幼儿为 93％～95％。

（四）婴幼儿的呼吸功能检查

婴幼儿不能合作,多数在儿童可用的检查方法难以在婴幼儿进行,由于医学检测仪器和微电脑技术的进展,使一些基本的肺功能检查项目(通气功能、呼吸力学)亦可应用于婴幼儿。目前婴幼儿呼吸功能的检查多只应用于科研工作。

1.婴幼儿通气功能

根据中国医学科学院儿科研究所对婴幼儿的检查结果,其主要通气功能的数值见表 1-2。1 岁以内小儿的潮气量平均为 42 mL,约为成人的 1/12,按体表面积计算亦仅为 40％左右;而每分通气量及二氧化碳排出量按体表面积计算婴幼儿则与成人相近。对小儿潮气量和每分通气量的了解,有助于在小儿进行人工呼吸时正确掌握其呼吸量。

表 1-2　正常婴幼儿通气功能

项目(平均值)	2 个月～1 岁	1～3 岁	成人
潮气量(mL)	42	70	500
潮气量(mL/m² 体表)	120	145	294
每分通气量(mL)	1 309	1 777	6 000
每分通气量(mL/m² 体表)	3 744	3 671	3 530
每分钟二氧化碳排出量(mL)	41	56	200
每分钟二氧化碳排出量(mL/m² 体表)	117	116	118

2.肺容量

新生儿功能残气相对的较成人为小,成人功能残气在其肺总量 30％处,而新生儿功能残气在肺总量 10％处,其结果呼吸道梗阻时易于引起气道关闭。

3.顺应性

新生儿胸壁柔软,弹性阻力甚小,胸廓的顺应性近于无限大。由于胸廓过于柔顺,肺弹性回缩力作用结果使功能残气停留在较低肺容量水平,而且在肺变"硬"时难于产生足够的负压使肺扩张。由于技术的原因,临床上较多采用总顺应性测定,根据首都儿科研究所资料,不同年龄婴幼儿总顺应性测定结果见表 1-3,婴幼儿肺容量小于成人,顺应性的绝对值也明显小于成人,但按功能余气量计算的比顺应性不同年龄差别不大。婴幼儿肺炎时顺应性下降,且与病情的轻重有关(表 1-4)。

表 1-3 不同年龄婴幼儿总顺应性

年龄	人数	有效动态顺应性 [mL/(kPa)]	静态顺应性 [mL/(kPa)]	动态比顺应性 [mL/(kPa·L)]	静态比顺应性 [mL/(kPa·L)]
新生儿	4	26.3 ± 6.6	31.6 ± 9.2	340 ± 100	420 ± 130
1~12个月	24	54.4 ± 16.7	67.0 ± 22.2	390 ± 90	490 ± 130
13~24个月	10	94.7 ± 29.3	116.9 ± 43.0	330 ± 50	400 ± 80
25~41个月	4	128.9 ± 20.4	181.4 ± 43.0	310 ± 40	430 ± 70

注:$mL/kPa\div10=mL/cmH_2O$。

表 1-4 婴儿肺炎比顺应性改变

组别	例数	动态比顺应性[mL/(cmH$_2$O·L)]			静态比顺应性[mL/(cmH$_2$O·L)]		
		均值	标准差	P	均值	标准差	P
轻	14	33.1	5.5	>0.05	42	4.8	>0.05
中	12	24.4	4.3	<0.001	30.7	3.5	<0.001
重	10	17.3	3.2	<0.001	19.7	5.9	<0.001
正常	42	36	9		45	12	

4.气道阻力

成人气道阻力的一半以上在上呼吸道,而新生儿气道阻力在上呼吸道所占不到1/2。由于管径细小,新生儿气道阻力绝对值明显大于成人,其绝对值约为成人的10倍。但成人肺容量约为新生儿50倍,故以单位肺容量计新生儿的气道阻力较成人为小,这与新生儿气道传导部分发育早于呼吸部分有关。

五、小儿呼吸的病理生理特点

维持正常呼吸的条件是要有足够的通气量,使空气能进入肺内并呼出(通气功能),同时吸入肺泡内的气体能与血液内气体进行有效交换(换气功能)。在此全过程中任何一环节的异常均将影响正常的呼吸。通常动脉PCO_2主要反映通气功能,氧分压主要反映换气功能,但二者也互有影响。

通气障碍包括阻塞性与限制性两类。凡气道阻塞引起的通气障属于前者,由于肺扩张受限制引起的通气障碍属于后者。

通气量不足的情况见于:①中枢神经系统疾病如感染、中毒、外伤及肿物等引起的脑水肿和脑疝影响呼吸中枢者。②脊髓灰质炎、多发性神经根炎等所致的呼吸肌麻痹;破伤风及其他抽搐状态所致的呼吸肌痉挛;胸部外伤所致的肋骨骨折等。③呼吸道阻塞如喉痉挛、哮喘、痰液堵塞、异物的压迫等。④肺部疾病如肺炎、肺不张等。⑤肺脏活动受限制如气胸、胸腔积液等。各种原因引起的通气量不足都能造成二氧化碳潴留和一定程度的缺氧。

肺泡内气体与血液内气体的交换发生障碍,包括气体分布不均、肺泡弥散功能异常(通透性减低和换气面积减少)、肺泡通气和血流比例失调、肺内分流(静、动脉混合)增加等项。换气障碍的结果是动脉氧分压下降,CO_2 分压则可低可高。小儿呼吸系统疾病时可有不同的换气障碍,如支气管哮喘,以气体分布不均为主,急性呼吸窘迫综合征以肺内分流增加较著;通气与血流比例失调,则是一般肺病变时较普遍存在的情况。

(一)呼吸功能障碍在临床可分 3 个阶段

1.潜在性呼吸功能不全

在安静状态下,无呼吸困难,血液气体大致正常,只是在负荷增加时出现异常。若进行通气功能检查,已有减损。

2.呼吸功能不全

血氧分压在 10.7 kPa(80 mmHg)以下为轻度低氧血症。开始时由于代偿缺氧而过度通气,动脉 PCO_2 可偏低。病情进一步发展时,患儿代偿能力逐渐下降,通气量由增高转为降低,低氧血症加重、二氧化碳潴留亦由轻变重,为呼吸衰竭的开始。

3.呼吸衰竭

由于呼吸功能异常,使肺脏不能完成机体代谢所需的气体交换,导致动脉血氧下降和 CO_2 潴留即发生呼吸衰竭。危重呼吸衰竭的最严重后果是血液 pH 下降,这是 CO_2 潴留和低氧血症的共同结果。体内各种蛋白质与酶的活动、器官正常功能的维持,均有赖于体液内环境 pH 的稳定。危重呼吸衰竭引起的严重酸中毒是导致死亡的重要原因。

(二)呼吸神经调节障碍

呼吸中枢是位于延髓和脑桥网状结构内的一些细胞群和神经束。延髓中枢可直接受 PCO_2 的影响,同时还接受由肺、大血管等周围感受器受物理和化学刺激后向中枢发回的冲动调节呼吸。此外,高级中枢脑桥、大脑皮质等也参与调节呼吸。在神经-体液协同作用基础上,呼吸得以有节律地进行。

在正常情况下,血氧对呼吸调节无重要性。但在缺氧情况下,血氧降低对颈动脉窦和主动脉体化学感受器的刺激能增加通气量。因此,在一般情况下,PCO_2 增加和缺氧均有增强呼吸的作用,但若程度严重、时间过长,则对呼吸中枢有抑制作用,在小婴儿中尤为明显,易产生中枢性呼吸衰竭。

呼吸神经调节障碍可发生在神经调控系统的不同水平,可有呼吸暂停、通气不足、通气过度和呼吸节律异常等不同表现,其原因有下列几方面:①代谢性或遗传性疾病;②脑干的结构异常或损伤;③外周神经的异常;④胸廓的异常;⑤其他,如肥胖低通气综合征、阻塞性睡眠呼吸暂停综合征等。此外,精神因素亦可引起呼吸异常,如过度通气、习惯性咳嗽等,这些表现的特点是其发作多有精神因素影响,且睡眠时症状完全消失,呼吸节律的异常还可因反射性因素引起,如屏息发作可以是自主神经功能不全所致。

呼吸神经调节障碍的主要临床表现如下。

1.呼吸暂停

呼吸暂停有三种类型:中枢型、阻塞型与混合型。中枢型呼吸暂停胸廓运动和上呼吸道气体流动均消失,阻塞型呼吸暂停有胸廓运动,但无气体流动,混合型则可兼有以上二型特点。确切的诊断要进行多导睡眠图检查。

诊断小儿呼吸暂停的时间标准随年龄而不同,超过同年龄小儿平均呼吸间隔时间的三个标准差可视为呼吸暂停,也有人认为重要的是根据呼吸暂停对患儿的临床影响,即有无心血管和神经系统异常来判断呼吸暂停是否为病理性的。由于婴儿氧消耗比成人高,但肺容量和氧储备相对较小,故呼吸暂停在婴儿更易引起严重后果。

中枢性呼吸暂停多因脑部病变或缺氧、药物中毒等因素引起。睡眠呼吸暂停在小儿以阻塞性多见,反复上呼吸道感染引起的扁桃体和腺样体肥大是主要原因。与成人不同,小儿阻塞性呼吸暂停多表现为部分气道阻塞和通气不足,呼吸暂停发作的次数较少,持续时间亦较短。

早产儿呼吸暂停很常见。早产儿呼吸停止20秒以上诊断为呼吸暂停,若暂停时间不足20秒,但伴有发绀、苍白、心动过缓,低张力等亦诊断为病理的呼吸暂停。早产儿呼吸暂停可以是某些严重疾病的伴随症状(如败血症、脑膜炎),但大多与呼吸中枢不成熟有关。由于呼吸暂停的早产儿化学感受器敏感性降低,对高碳酸血症和低氧血症表现为通气不足,若不及时处理,可导致严重后果。

2.呼吸节律异常

呼吸节律异常多见于中枢神经系统疾病影响呼吸中枢时,但也见于呼吸系统或其他系统疾病。呼吸节律异常往往是中枢性呼吸衰竭的先兆,但有时也可能长时间存在,而对患儿无重要影响。临床上常见的呼吸节律异常有两个种类。

(1)呼吸过速:常见于呼吸道感染或中枢神经系统疾病,也见于心、肝、血液系统疾病。有时呼吸可达每分钟 100 次以上,以婴幼儿较为多见,多为呼吸中枢直接或间接受刺激所致。某些病例与精神因素有关,不一定与病情的严重程度相平行。呼吸幅度一般都较浅,也有较深者。代谢性酸中毒时所见的为深长的呼吸。

(2)周期性呼吸:呼吸的深度和次数呈不规则的周期性改变,最常见的为潮式呼吸。其发生可能与脑缺血有关,多为严重疾病的征兆。较少见的尚有间歇呼吸,特点为呼吸的间歇延长,因此呼吸的次数明显减少,每分钟在 10 次以下,常是中枢神经严重受损的表现。周期性呼吸偶亦见于正常小儿,尤以睡眠时多见。

(三)临床表现的生理意义

1.呼吸的望诊

这是呼吸系统疾病患儿最重要的检查,包括呼吸的快慢、深浅、节律以及呼吸是否费力,胸廓是否对称,起伏是否一致等,结合面部神态和面色观察,常能在开始接触患儿时就可对病情轻重做出初步判断。

2.呼吸次数

这是呼吸系统疾病最基本的检查项目。呼吸功能不全首先表现为呼吸增快,对此临诊工作中要予以重视。

3.呼吸音

听诊时要注意呼吸音的强弱和性质,不能只注意心音。有经验的医师能从呼吸音的听诊大致估计进气量的多少。在新生儿由于组织薄弱,呼吸音可自健侧传向病侧,影响对病变部位的判断。

4.发绀

末梢性发绀指血流较慢,动、静脉氧差较大的部位(如肢端)的发绀,中心性发绀指血流较快,动、静脉氧差较小的部位(如舌、黏膜)的发绀。中心性发绀的发生常较末梢性发绀为晚,但更有意义。毛细血管内还原血红蛋白的量达 $40\sim60$ g/L 时可出现发绀(相当动脉内还原血红蛋白30 g/L时)。发绀是血氧下降的重要表现,由于发绀与还原血红蛋白的量有关,严重贫血时虽然 SO_2 明显下降也不一定出现发绀。

5.吸气时胸廓凹陷

在婴幼儿上呼吸道梗阻或肺实变时,由于胸廓软弱,用力吸气时由于胸腔内负压增加,可引起胸骨上、下及肋间凹陷,即所谓的"三凹征",其结果吸气时胸廓不但不能扩张,反而下陷,形成矛盾呼吸,增加呼吸肌能量消耗的同时,并未能增加通气量。

6.吸气喘鸣

吸气喘鸣是上呼吸道梗阻表现,由喉和大气管吸气时变狭窄所致。

7.呼气呻吟

呼气呻吟是小婴儿下呼吸道梗阻和肺扩张不良的表现,特别见于新生儿呼吸窘迫综合征时。其作用是在声门半关闭情况下,声门远端呼气时压力增加,有利于已萎陷的肺泡扩张。

8.杵状指

杵状指是指(趾)骨末端背侧组织增生,使甲床抬高所致,机制不明,可能与神经反射性血管扩张或与某种血管扩张物质增多有关。常见于支气管扩张,亦可见于迁延性肺炎,长期哮喘等慢性肺疾病,此外,尚可见于青紫型先天性心脏病、慢性消化道疾病等肺外疾病。在除外肺外原因后,杵状指可反映肺病变的进展情况。在晚期病例,杵状指的认识不成问题,但早期病例不易识别,可根据指厚比,甲床角和 Schamroth 氏征辨认。指厚比为远端指节直径与远端指间直径之比,此值正常时小于1,杵状指大于1。甲床角为指甲与指节背面所形成的角度,正常时小于180°,杵状指大于195°。Schamroth 氏征:两指节对靠如图 1-4 所示,正常时二指间有一菱形小孔,杵状指此孔消失,两指甲基底部向远端形成明显夹角。

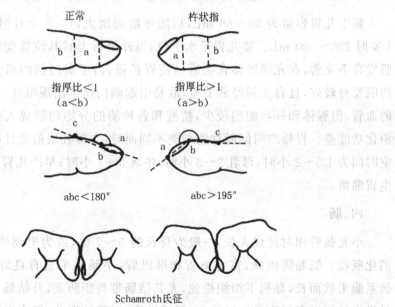

图 1-4 杵状指的诊断

第三节　小儿消化系统

一、口腔

足月新生儿出生时已具有较好的吸吮吞咽功能,颊部有坚厚的脂肪垫,有助于吸吮活动,早产儿则较差。新生儿及婴幼儿口腔黏膜薄嫩,血管丰富,唾液腺发育不够完善,唾液分泌少,口腔黏膜干燥,易受损伤和细菌感染;婴幼儿口底浅,不会及时吞咽所分泌的全部唾液,常有生理性流涎。

二、食管

食管有两个主要功能:一是推进食物和液体由口入胃;二是防止吞下胃内容物反流。新生儿和婴儿的食管呈漏斗状,黏膜纤弱、腺体缺乏、弹力组织及肌肉尚不发达,食管下段贲门括约肌发育不成熟,控制能力差,常发生胃食管反流,绝大多数在8～10个月时症状消失。婴儿吸奶时常吞咽过多空气,易发生溢奶。

三、胃

新生儿胃容量为30～60 mL,后随年龄而增大,1～3个月时90～150 mL,1岁时250～300 mL。婴儿胃呈水平位,当开始行走时其位置变为垂直;胃平滑肌发育不完善,在充满液体食物后易使胃扩张;由于贲门括约肌张力低,幽门括约肌发育较好,且自主神经调节差,故易引起幽门痉挛出现呕吐。胃黏膜有丰富的血管,但腺体和杯状细胞较少,盐酸和各种酶的分泌均较成人少且酶活力低,消化功能差。胃排空时间随食物种类不同而异,含凝乳块的乳汁排空慢;水的排空时间为1.5～2小时,母乳2～3小时,牛乳3～4小时;早产儿胃排空更慢,易发生胃潴留。

四、肠

小儿肠管相对比成人长,一般为身长的5～7倍,或为坐高的10倍,有利于消化吸收。肠黏膜细嫩,富有血管和淋巴管,小肠绒毛发育良好,肌层发育差。肠系膜柔软而长,黏膜下组织松弛,尤其结肠带与脂肪垂,升结肠与后壁固定差,易发生肠扭转和肠套叠。肠壁薄,通透性高,屏障功能差,肠内毒素、消化不全产物和变应原等可经肠黏膜进入体内,引起全身感染和变态反应性疾病。

五、肝

年龄越小,肝脏相对越大。婴儿肝脏结缔组织发育较差,肝细胞再生能力强,不易发生肝硬化,但易受各种不利因素的影响,如缺氧、感染、药物中毒等均可使肝细胞发生肿胀、脂肪浸润、变性坏死、纤维增生而肿大,影响其正常生理功能。婴儿时期胆汁分泌较少,故对脂肪的消化、吸收功能较差。

六、胰腺

胰腺分为内分泌和外分泌两部分,前者分泌胰岛素控制糖代谢;后者分泌胰腺液,内含各种消化酶,与胆汁及小肠的分泌物相互作用,共同参与对蛋白质、脂肪及碳水化合物的消化。婴幼儿时期胰腺液及其消化酶的分泌极易受炎热天气和各种疾病影响而被抑制,容易发生消化不良。

七、肠道细菌

在母体内,胎儿的肠道无细菌,生后数小时细菌即从空气、奶头、用具等经口、鼻、肛门入侵至肠道;一般情况下胃内几乎无菌,十二指肠和上部小肠也较少,结肠和直肠细菌最多。肠道菌群受食物成分影响,单纯母乳喂养儿以双歧杆菌占绝对优势;人工喂养和混合喂养儿肠内的大肠埃希菌、嗜酸杆菌、双歧杆菌及肠球菌所占比例几乎相等。正常肠道菌群对侵入肠道的致病菌有一定的拮抗作用。消化功能紊乱时,肠道细菌大量繁殖可进入小肠甚至胃内而致病。

第四节 小儿泌尿系统

一、解剖特点

(一)肾脏

年龄越小,肾脏相对越重。新生儿双肾约为体重的1/125,而成人双肾约为体重的1/220。婴儿期肾位置较低,下极可低至髂嵴以下L_4水平,2岁后才达髂嵴以上。由于<2岁婴儿肾脏相对较大,位置又低,故在腹部常可扪及。新生儿肾脏表面分叶,至2～4岁时消失,若此后继续存在,才可视为分叶畸形。

(二)输尿管

婴幼儿输尿管长而弯曲,管壁弹力纤维和肌肉发育不良,容易受压扭曲而导

— 23 —

致扭曲梗阻和尿潴留,易继发感染。

(三)膀胱

婴儿膀胱位置相对较高,尿液充盈后其顶部常在耻骨联合以上,易在腹腔触及;随年龄增长逐渐降入盆腔内。膀胱容量(mL)约为[年龄(岁)+2]×30。

(四)尿道

女婴尿道较短,新生儿仅 1 cm(性成熟期 3~5 cm),会阴亦短,外口接近肛门,易受粪便沾染。男婴尿道较长,因而常有包皮过长或包茎易生垢积而致上行性细菌感染。

二、生理特点

小儿肾脏虽具备大部分成人的功能,但由于发育尚未成熟,整个机体和肾脏的调节能力较弱,肾功能仅能满足健康状况下的需要而缺乏贮备。一般至 1~1.5 岁时才达到成人水平。

(一)胎儿肾功能

胚胎 12 周时已有尿液生成;但肾脏与肺、肠同属"休眠"器官,肾功能由胎盘替代。胎儿尿液为羊水的主要来源。胎儿无肾、肾发育不全或泌尿道梗阻者,羊水量即显著减少。

(二)肾小球滤过率

新生儿出生时肾小球滤过率平均为 20 mL/(min·1.73 m²),早产儿更低;出生 1 周时为成人的 1/4;3~6 个月为成人的 1/2;6~12 个月为成人的 3/4。低肾小球滤过率使小儿不能排出过多的液体和溶质。肾小球滤过率低下的原因有:①皮质表层小球发育不成熟,肾滤过功能仅由近髓小球承担;②入球小动脉与出球小动脉阻力高,毛细血管内压低;③肾小球毛细血管通透性低;④滤过面积较成人小;⑤心每搏输出量低,肾血流量少。

(三)肾小管吸收和分泌功能

新生儿葡萄糖的肾阈较低,静脉输入或口服量大时易出现糖尿;同样氨基酸和磷的肾阈也较成人低。新生儿远端肾小管吸收钠强于近端肾小管,且血醛固酮水平较高,故钠吸收主要在远端肾小管;生后数周近端肾小管功能逐渐成熟,钠吸收与成人相似。新生儿钠排出能力较差,输入钠过多时可发生潴留,使细胞外液容量扩张,出现水肿。未成熟儿因保留钠能力差,易致低钠血症。生后初10 天的新生儿排钾能力较差,血钾偏高。

(四)浓缩和稀释功能

新生儿与婴幼儿浓缩和稀释尿液功能不足,尿渗压不超过 700 mmol/L(成人可达 1 400 mmol/L);排出溶质所需的液量相对较多,为排泄 1 mmol/L 溶质至少需水 1.4 mL,而成人仅需 0.7 mL。脱水时易致氮潴留。浓缩功能差与下列因素有关:①肾小球滤过率低;②肾小管细胞未成熟;③髓袢短;④尿素生成少和髓质血流率高,间质难以建立浓度梯度;⑤肾小管对血管升压素反应差。新生儿和婴幼儿稀释尿的能力接近成人,尿可稀释至 40 mmol/L,但因肾小球滤过率低,入液量过多时易出现水肿。

(五)酸碱平衡

新生儿和幼婴儿因碳酸氢钠肾阈低(10~21 mmol/L)、泌氢和生成铵能力差,故血浆碳酸氢钠水平低,缓冲酸能力有限,易致酸中毒。

(六)肾脏内分泌功能

新生儿肾脏合成肾素和前列腺素 E_2 较多。肾素分泌多,使血浆血管紧张素Ⅱ和醛固酮也高于成人。宫内低氧环境使胎儿肾合成促红细胞生成素较多,出生后随血氧分压增高而减少。婴儿血清 1,25-$(OH)_2$-D_3 水平高于儿童期。

第二章

小儿疾病常见症状

第一节 发 热

发热是指体温异常升高。正常小儿的肛温波动于 36.9～37.5 ℃,舌下温度比肛温低 0.3～0.5 ℃,腋下温度为 36～37 ℃,个体的正常体温略有差异,一天内波动<1 ℃。发热是指肛温>37.8 ℃,腋下温度>37.4 ℃,当肛温、腋下、舌下温度不一致时以肛温为准。因腋下、舌下温度影响因素较多,而肛温能真实反映体内温度。根据体温高低,将发热分为(均以腋下温度为标准):低热≤38 ℃,中度发热 38.1～39 ℃,高热 39.1～41 ℃,超高热>41 ℃。发热持续 1 周左右为急性发热,发热病程>2 周为长期发热。本节重点讨论急性发热。

发热是小儿最常见的临床症状之一,可由多种疾病引起。小儿急性发热的病因主要为感染性疾病,常见病毒感染和细菌感染。大多数小儿急性发热,为自限性病毒感染引起,预后良好,但部分可能导致严重感染,可导致死亡。

一、病因

(一)感染性疾病

病毒、细菌、支原体、立克次体、螺旋体、真菌、原虫等病原引起的全身或局灶性感染,如败血症、颅内感染、泌尿系统感染、肺炎、胃肠炎等。感染性疾病仍是发展中国家儿童时期患病率高、病死率高的主要原因。

(二)非感染性疾病

(1)变态反应及风湿性疾病:血清病、输液反应、风湿热、系统性红斑狼疮、川崎病、类风湿关节炎等。

(2)环境温度过高或散热障碍:高温天气、衣着过厚或烈日下户外运动过度所致中暑、暑热症、先天性外胚层发育不良、家族性无汗无痛症、鱼鳞病等。

(3)急性中毒:阿托品、阿司匹林、苯丙胺、咖啡因等。

(4)代谢性疾病:甲状腺功能亢进。

(5)颅脑外伤后体温调节异常、慢性间脑综合征、感染后低热综合征等。

二、发病机制及病理生理

正常人在体温调节中枢调控下,机体产热、散热呈动态平衡,以保持体温在相对恒定的范围内。在炎症感染过程中,外源性致热源刺激机体单核巨噬细胞产生和释放内源性致热源(EP)包括白细胞介素(IL-1、IL-6)、肿瘤坏死因子(TNF-2)干扰素(INF)及成纤维生长因子等。EP刺激,丘脑前区产生前列腺素(PGE),后者作用于下丘脑的体温感受器,调高体温调定点,使机体产热增加,散热减少而发热。发热是机体的防御性反应,体温升高在一定范围内对机体有利,发热在一定范围可促进T细胞生成,增加B细胞产生特异抗体,增强巨噬细胞功能;发热还可直接抑制病原菌,减少其对机体损害。而另一方面发热增加了机体的消耗,体温每升高1℃,基础代谢率增加13%,心脏负荷增加;发热可致颅内压增高,体温每升高1℃,颅内血流量增加8%,发热时消化功能减退,出现食欲缺乏、腹胀、便秘,高热时可致烦躁、头痛、惊厥、重者昏迷、呕吐、脑水肿。超高热可使细胞膜受损、胞质内线粒体溶解、变性,加上细菌内毒素作用引起横纹肌溶解、肝肾损害、凝血障碍、循环衰竭等。

三、诊断

发热是多种疾病的表现,诊断主要依靠病史的采集和详细全面的体格检查及对某疾病的高度认知性。

(一)病史

重视流行病学资料:注意年龄、流行季节、传染病接触史、预防接种史、感染史。小儿感染热性疾病中,大多数为病毒感染(占60%),而病毒感染常呈自限性过程,患儿一般情况良好,病毒性肠炎、脑膜炎则病情严重,细菌感染大多严重,为小儿危重症的主要原因。

1.发病年龄

不同年龄感染性疾病的发生率不同,年龄越小,发生严重的细菌感染的危险性越大,新生儿、婴儿感染性疾病中以细菌感染发生率高,且感染后易全身扩散,新生儿急性发热12%～32%是严重感染所致,血培养有助病原诊断。＜2岁婴幼儿发热性疾病中严重的细菌感染发生率为3%～5%,主要为肺炎链球菌(占60%～70%),流感嗜血杆菌(2%～11%)。其他如金黄色葡萄球菌、沙门菌等,另外泌尿系统感染也常见。

2.传染病史

应询问发热患儿周围有无传染病发病及与感染源接触史,有助传染病诊断,如粟粒性结核患儿有开放性肺结核患儿密切接触史。冬春季节,伴皮疹,警惕麻疹、流脑,近年来发生的各种新病毒感染如严重急性呼吸综合征(SARS),禽流感、肠道病毒EV71型感染(手足口病)、甲型流感H1N1感染,均有强传染性,且部分患儿可导致严重后果,流行疫区生活史、传染源及其接触史很重要,须高度警惕。

(二)机体免疫状态

机体免疫状态低下如营养不良、患慢性消耗性疾病、免疫缺陷病、长期服用免疫抑制剂、化学治疗(简称化疗)后骨髓抑制、移植后患儿易发生细菌感染、发生严重感染和机会性条件致病菌感染如真菌感染、卡氏肺孢子菌感染等的危险风险大。

(三)病原体毒力

细菌感染性疾病中军团菌性肺炎、耐药金黄色葡萄球菌、产超广谱β-内酰胺酶革兰阴性耐药菌感染往往病情较重;而变异的新型病毒如冠状病毒(引起SARS)、禽流感病毒、肠病毒EV71型(肠炎、手足口病)、汉坦病毒(引起流行性出血热),可致多器官功能损害,病情凶险。

(四)发热时机体的状况

发热的高低与病情轻重不一定相关,如高热惊厥,患儿常一般情况良好,预后好,但脓毒症时,即使体温不是很高,但一般情况差,中毒症状重,预后严重。有经验的临床医师常用中毒症状或中毒面容来形容病情危重,指一般状况差、面色苍白或青灰、反应迟钝、精神萎靡,以上现象提示病情笃重,且严重细菌感染可能性大。对所有发热患儿应测量和记录体温、心率、呼吸频率、毛细血管充盈时间,还要注意观察皮肤和肢端颜色、行为反应状况及有无脱水表现。英国学者Martin Richardson、Monica Lakhanpaul等提出了对5岁以下发热患儿评估指南(表2-1)。

表 2-1　5 岁以下发热儿童危险评估

项目	低危	中危	高危
颜色	皮肤、口唇、舌颜色正常	皮肤、口唇、舌颜色苍白	皮肤、口唇、舌颜色苍白,有斑点,呈青色或蓝色
活动	对刺激反应正常,满足或有笑容,保持清醒或清醒迅速,正常哭闹或不哭闹	对刺激反应迟缓,仅在延长刺激下保持清醒,不笑	对刺激无应答,明显病态,不能被唤醒或不能保持清醒,衰弱,尖叫或持续哭闹
呼吸	正常	鼻翼翕动,呼吸急促;呼吸频率>50 次/分(6~12 个月龄),呼吸频率>40 次/分(>12 个月龄),血氧饱和度<95%,肺部听诊湿啰音	呼吸急促:任何年龄>60 次/分,中重度的胸部凹陷
含水量	皮肤、眼睑无水肿,黏膜湿润	黏膜干燥,皮肤弹性降低,难喂养,毛细血管再灌注时间>3 秒,尿量减少	皮肤弹性差
其他	无中危、高危表现	持续发热>5 天,肢体或关节肿胀,新生肿块直径>2 cm	体温:0~3 个月龄>38 ℃,3~6 个月龄>39 ℃,出血性皮疹,囟门膨隆、颈强直,癫痫持续状态,有神经系统定位体征,局灶性癫痫发作,呕吐胆汁

　　注:将以上评估结果比作交通信号灯,则低危是绿灯,中危是黄灯,而高危是红灯。临床可依此对患儿做出相应检查和处理。

　　(五)发热的热型

　　根据发热特点分为以下几种。

　　1.稽留热

　　体温恒定在 39~40 ℃达数天或数周,24 小时内体温波动范围不超过 1 ℃。常见于大叶性肺炎、斑疹伤寒、伤寒高热期。

　　2.弛张热

　　体温常在 39 ℃以上,波动幅度大,24 小时体温波动超过 2 ℃,且都在发热水平。常见于败血症、风湿热、重症肺结核及化脓性炎症等。

　　3.间歇热

　　体温骤升达高峰后持续数小时又迅速降至正常水平,无热期可持续一天至数天,发热期与无热期反复交替出现,见于急性肾盂肾炎、痢疾等。

4.波状热

体温逐渐上升达 39 ℃以上,数天后又逐渐下降至正常水平,持续数天后又逐渐升高,如此反复多次,常见于布鲁菌病。

5.回归热

体温急骤上升至 39 ℃或更高,持续数天后又骤然下降至正常水平,高热期与无热期各持续若干天后,规律性交替一次,见于回归热、霍奇金病、鼠咬热等。

6.不规则热

体温曲线无一定规律,见于结核、风湿热、渗出性胸膜炎等。

因不同的发热性疾病常具有相应的热型,病程中热型特点有助于临床诊断,但由于抗生素广泛或早期应用、退热剂及糖皮质激素的应用的影响,热型可变得不典型或不规则,应注意不能过分强调热型的诊断意义。

(六)症状体征

不同的症状、体征常提示疾病的定位,小儿急性发热中,急性上呼吸道感染是最常见的疾病,占儿科急诊首位,而绝大多数为病毒性感染,表现发热、流涕、咳嗽、咽部充血、精神好,外周血白细胞总数和中性粒细胞数及 C-反应蛋白均不增高。咳嗽、肺部啰音提示肺炎;呕吐、腹泻提示胃肠炎。发热伴面色苍白,要注意有无出血、贫血;发热时前胸、腋下出血点、瘀斑,要警惕流脑或 DIC;黏膜、甲床瘀点伴心脏杂音或有心脏病史者杂音发生变化时,要警惕心内膜炎。有骨关节疼痛者:注意化脓性关节炎、化脓性骨髓炎、风湿热、Still 病、白血病、肿瘤。淋巴结肿大:要考虑淋巴结炎、川崎病、Still 病、传染性单核细胞增多症、白血病、淋巴瘤等。发热伴抽搐:要考虑热性惊厥、中毒性痢疾、颅内感染等。值得注意的是在采集病史和体格检查后,约 20%的发热儿童没有明显感染定位灶,而其中少数为隐匿感染包括隐匿性菌血症、隐匿性肺炎、隐匿性泌尿系统感染和极少数为早期细菌性脑膜炎。

四、与危重症相关的情况

(一)发热伴有呼吸障碍

肺炎是儿童多发病常见病,也是发展中国家 5 岁以下儿童死亡主要原因之一,占该年龄小儿死亡总人数的 19%,肺炎的主要病原菌为细菌、病毒、肺炎支原体、肺炎衣原体等,重症感染多为细菌性感染主要为肺炎链球菌、流感嗜血杆菌、也有金黄色葡萄球菌及革兰阴性菌等。临床最早表现为呼吸障碍包括呼吸急促和呼吸困难,呼吸急促指新生儿>60 次/分,<1 岁者>50 次/分,>1 岁者

＞40次/分；呼吸困难指呼吸费力、呼吸辅助肌也参与呼吸活动，并有呼吸频率、深度与节律改变，表现为鼻翼翕动、三凹征、点头呼吸、呼吸伴呻吟、喘息、呼气延长等。当发热出现发绀、肺部体征、呼吸障碍时，或＜2岁患儿虽无肺部体征只要血氧饱和度＜95％，均提示有肺部病变，胸片可了解肺部病变，血气分析有助于呼吸功能判断。

（二）发热伴循环障碍

皮肤苍白、湿冷、花纹、毛细血管充盈时间延长、脉搏细弱、尿量减少、血压下降均提示循环障碍，要警惕心功能不全、休克存在，伴腹泻者多为低血容量休克，伴细菌感染者则为感染性休克。

（三）严重脓毒症

脓毒症是感染引起的一种全身炎症反应综合征（SIRS），当脓毒症合并休克或急性呼吸窘迫综合征（ARDS）或不少于2个其他脏器功能障碍即为严重脓毒症。严重脓毒症病原以细菌为主，其中葡萄球菌最多，其次为肺炎链球菌和铜绿假单胞菌，而致死率最高的是肺炎链球菌。临床以菌血症、呼吸道感染多见，其次为泌尿系统感染、腹腔感染、创伤、皮肤感染。所有感染中致死率最高的是心内膜炎和中枢神经系统感染。凡有中性粒细胞计数减少、血小板计数减少，应用免疫抑制剂、化疗药物、动静脉置管等感染高危因素的患儿，一旦发热应警惕脓毒血症，血液肿瘤患儿发生脓毒血症时死亡率＞60％。

（四）严重中枢神经系统感染

常有发热、抽搐、昏迷，最常见的中枢神经系统感染为化脓性脑膜炎、病毒性脑膜炎、结核性脑膜炎，均表现为前囟饱满、颈项强直、意识障碍、抽搐或癫痫持续状态。化脓性脑膜炎：新生儿以金黄色葡萄球菌为主要致病菌，＜3个月婴儿以大肠埃希菌为主要致病菌，婴幼儿以肺炎球菌、流感嗜血杆菌、脑膜球菌为主；年长儿主要为脑膜炎双球菌和肺炎链球菌感染。病毒性脑膜炎以柯萨奇病毒和埃可病毒感染最常见，夏秋季多见，乙型脑炎夏季多见，腮腺炎病毒脑膜炎冬春季多见，而单纯疱疹脑膜炎无明显季节性。结核性脑膜炎多发生于＜3岁未接种卡介苗婴幼儿，在结核感染后1年内发生。另外中毒型痢疾脑型急性起病、高热、剧烈头痛、反复呕吐、呼吸不规则等。嗜睡、谵妄、抽搐、昏迷，抽搐易发生呼吸衰竭。

（五）感染性心肌炎

感染性心肌炎是感染性疾病引起的心肌局限或弥漫性炎性病变，为全身疾病的一部分,心肌炎最常见的病因是腺病毒,柯萨奇病毒 A 和 B、埃可病毒和巨细胞病毒、艾滋病病毒(HIV)也可引起心肌炎,典型心肌炎表现有呼吸道感染症状,发热、咽痛、腹泻、皮疹、心前区不适,严重的腹痛、肌痛。重症者或新生儿病情凶险可在数小时至 2 天内暴发心力衰竭、心源性休克表现烦躁不安、呼吸困难、面色苍白、末梢青紫、皮肤湿冷、多汗、脉细数、血压下降、心音低钝、心动过速、奔马律、心律失常等可致死亡。

(六)泌尿系统感染

泌尿系统是小儿常见的感染部位,尤其<7 岁儿童多见,严重的泌尿系统感染可引起严重脓毒症而危及生命,泌尿系统感染大多数由单一细菌感染,混合感染少见,病原菌主要是大肠埃希菌占 60%～80%;其次为变形杆菌、克雷伯杆菌、铜绿假单胞菌;也有革兰阳性球菌如肠球菌、葡萄球菌等,新生儿 B 族链球菌占一定比例,免疫功能低下者,可发生真菌感染。此外,沙眼衣原体、腺病毒也可引起感染。年长儿常有典型尿路刺激症状;小年龄儿常缺乏典型泌尿系统统症状,只表现发热、呕吐、黄疸、嗜睡或易激惹;多数小儿尤其<2 岁婴幼儿,发热是唯一症状,而尿检有菌尿改变。泌尿系统感染所致的发热未能及时治疗,可致严重脓毒症。Hober-man 等报道在有发热的泌尿系统感染婴幼儿中,经[99]锝二巯丁二酸肾扫描证实 60%～65% 为肾盂肾炎。泌尿系统感染小儿原发性膀胱输尿管反流率达 30%～40%,值得临床注意,凡泌尿系统感染者应在专科医师指导下,进一步影像学检查:超声检查、静脉肾盂造影(IVP)、排泄性肾盂造影(VCUG)和放射性核素显影等。

(七)人禽流感病毒感染

在我国发病甲型禽流感病毒(H5N1 亚型)感染是鸟类的流行病,可引起人类致病,其病死率高。由鸟禽直接传播给人是人感染 H5N1 的主要形式,WHO指出 12 岁以下儿童最易禽流感感染。人禽流感,其潜伏期一般 2～5 天,最长达15 天,感染后病毒在呼吸道主要是下呼吸道复制,可播散至血液、脑脊液。临床特点:急性起病,早期表现为其他流感症状,常见结膜炎和持续高热,热程 1～7 天,可有呼吸道症状和消化道症状。50% 的患儿有肺实变体征,典型者常迅速发展为呼吸窘迫综合征(ARDS)为特征的重症肺炎,值得注意的是儿童感染后,常肺部体征不明显,甚至疾病进入典型重症肺炎阶段,临床也会仅表现为上呼吸道感染症状而缺乏肺炎体征。少数患儿病情迅速发展,呈进行性肺炎、ARDS、肺出血、胸腔积液、心力衰竭、肾衰竭等多脏器功能衰竭死亡率达 30%～70%。

有以下情况者预后不佳,白细胞减少,淋巴细胞减少,血小板轻度减少和转氨酶、肌酸、磷酸激酶升高,低蛋白血症和弥散性血管内凝血(DIC)。

(八)手足口病

由柯萨奇 A16(也可由 A5、A10 等型)及肠道埃可病毒 71 型(EV71)引起流行,近年来在亚太地区及我国流行的手足口病部分由 EV71 感染所致,病情凶险,除手足口病变外易引起严重并发症,以脑损害多见,可引起脑膜炎、脑干脑炎、脑脊髓炎,引起神经源性肺水肿表现为急性呼吸困难、发绀、进行性低氧血症、X 线胸片示双肺弥漫渗出改变,引起神经源性心脏损害、出现心律失常、心脏受损功能减退、循环衰竭、死亡率高。临床:①可见有手足口病表现,急性起病,手掌、足掌、膝关节、臀部有斑丘疹或疱疹、口腔黏膜疱疹,同时伴肌阵挛、脑炎、心力衰竭、肺水肿;②生活于手足口病疫区,无手足口病表现,即皮肤、手足掌及口腔未见疱疹、皮疹,但发热伴肌阵挛或并发脑炎、急性弛缓性麻痹、心力衰竭、肺水肿,应及早诊断早治疗。对手足口病伴发热患儿应密切观察病情变化,若出现惊跳、肌阵挛或肌麻痹、呼吸改变,可能病情迅速恶化危及生命,应及时送医院抢救。

五、实验室指标

(1)依患儿危重程度选择有关实验室检查。①低危:常规查尿常规以排除尿路感染,不必常规做血化验或 X 线胸片。②中危:尿常规、全血常规、C-反应蛋白、血培养、胸片(T>39 ℃和/或白细胞计数>20×10^9/L 时)、脑脊液检查(<1 岁)。③高危:全血常规、尿常规、血培养、胸片、脑脊液、血电解质、血气分析。

(2)外周血白细胞总数、中性粒细胞比例和绝对值升高,若同时测血清 C-反应蛋白升高,多提示细菌感染,当白细胞计数>15×10^9/L,提示严重细菌感染。

(3)C-反应蛋白在正常人血中微量,当细菌感染引发炎症或组织损伤后 2 小时即升高,24~48 小时达高峰,临床上常作为区别细菌感染和病毒感染的指标。C-反应蛋白>20 mg/L 提示细菌感染。C-反应蛋白升高幅度与细菌感染程度正相关,临床上 C-反应蛋白 100 mg/L 提示脓毒症严重感染。C-反应蛋白<5 不考虑细菌感染。在血液病、肿瘤、自身免疫性疾病也可增高。

(4)血降钙素原(PCT):PCT 被公认为鉴别细菌感染和病毒感染的可靠指标,其敏感性和特异性均较 C-反应蛋白高,健康人血清水平极低,当细菌感染时,PCT 即升高,升高程度与细菌感染严重程度呈正相关,而病毒感染时 PCT 不升高或仅轻度升高。PCT>0.5 mg/L 提示细菌感染,局部或慢性感染只有轻度升高,全身性细菌感染才大幅度升高。PCT 也是细菌感染早期诊断指标和评价细菌感染严重程度的指标。

(5)尿常规:发热但无局灶性感染的<2 岁小儿,应常规进行尿常规检查,尿沉渣每高倍视野白细胞>5 个提示细菌感染。

(6)脑脊液检查:发热但无局灶性感染的小婴儿,常规脑脊液检查,脑脊液白细胞数增加提示细菌感染。

六、发热的处理

发热如不及时治疗,极易引起高热惊厥,将给小儿身体带来一定损害,一般当体温(腋温)≥38.5 ℃时予退热剂治疗,WHO 建议当小儿腋温>38 ℃应采用安全有效的解热药治疗。

(一)物理降温

物理降温包括降低环境温度、温水浴、冷盐水灌肠、冰枕、冰帽和冰毯等。新生儿及小婴儿退热主要采取物理降温如解开衣被、置 22~24 ℃室内或温水浴降温为主。物理降温时按热以冷降,冷以温降的原则,即高热伴四肢热、无寒战者予冷水浴、冰敷等降温,而发热伴四肢冰冷、畏寒、寒战者予 30~35 ℃温水或 30%~50%的温乙醇擦浴,至皮肤发红转温。

(二)药物降温

物理降温无效时,可用药物降温,儿童解热药应选用疗效明确、可靠安全、不良反应少的药物,常用对乙酰氨基酚、布洛芬、阿司匹林等。

1.对乙酰氨基酚

对乙酰氨基酚为非那昔丁的代谢产物,是 WHO 推荐作为儿童急性呼吸道感染所致发热的首选药。剂量每次 10~15 mg/kg,4~6 小时可重复使用,每天不超过 5 次,疗程不超过 5 天,<3 岁 1 次最大量<250 mg。服药 30~60 分钟血浓度达高峰,不良反应少,但肝肾功能不全或大量使用者可出现血小板减少、黄疸、氮质血症。

2.布洛芬

布洛芬是环氧化酶抑制剂,是 FDA 唯一推荐用于临床的非甾体抗炎药。推荐剂量为每次 5~10 mg/kg。每 6~8 小时 1 次,每天不超过 4 次。该药口服吸收完全,服药后 1~2 小时血浓度达高峰,半衰期 1~2 小时,心功能不全者慎用,有尿潴留、水肿、肾功能不全者可发生急性肾衰竭。

3.阿司匹林

阿司匹林是应用最广泛的解热镇痛抗炎药,因不良反应比对乙酰氨基酚大得多,故 WHO 不推荐3岁以下婴幼儿呼吸道感染时应用,目前不作为常规解热药用,主要限用于风湿热、川崎病等。剂量每次 5～10 mg/kg,发热时服 1 次,每天 3～4 次。不良反应:用量大时可引起消化道出血,某些情况下可引起瑞氏综合征(如患流感、水痘时)、过敏者哮喘、皮疹。

4.阿司匹林赖氨酸盐

阿司匹林赖氨酸盐为阿司匹林和赖氨酸复方制剂,用于肌内注射、静脉注射。特点:比阿司匹林起效快、作用强,剂量每次 10～25 mg/kg,不良反应少。

5.萘普生

解热镇痛抗炎药,解热作用为阿司匹林的 22 倍。剂量每次 5～10 mg/kg,每天 2 次。口服4 小时血浓度达高峰,半衰期 13～14 小时,适用于贫血、胃肠疾病或其他原因不能耐受阿司匹林、布洛芬的患儿。

6.类固醇抗炎退热药

类固醇抗炎退热药又称肾上腺糖皮质激素,通过非特异性抗炎、抗毒作用,抑制白细胞致热源生成及释放,并降低下丘脑体温调节中枢对致热源的敏感性而起退热作用,并减轻临床不适症状。但因为:①激素可抑制免疫系统,降低机体抵抗力,诱发和加重感染,如结核、水痘、带状疱疹等;②在病因未明前使用激素可掩盖病情,延误诊断治疗,如急性白血病患儿骨髓细胞学检查前使用激素,可使骨髓细胞形态不典型而造成误诊;③激素退热易产生依赖性。故除对超高热、脓毒症、脑膜炎、无菌性脑炎或自身免疫性疾病可使用糖皮质激素外,对病毒感染应慎用,严重变态反应和全身真菌感染禁用。必须指出的是糖皮质激素不应作为普通退热药使用,因对机体是有害的。

7.冬眠疗法

超高热、脓毒症、严重中枢神经系统感染伴有脑水肿时,可用冬眠疗法,氯丙嗪＋异丙嗪首次按 0.5～1 mg/kg,首次静脉滴入半小时后,脉率、呼吸均平稳,可用等量肌内注射 1 次,待患儿沉睡后,加冰袋降温,对躁动的患儿可加镇静剂,注意补足液体,维持血压稳定。一般 2～4 小时体温下降至 35～36 ℃(肛温),一般每 2～4 小时重复给冬眠合剂 1 次。

注意:退热剂不能预防热性惊厥,不应以预防惊厥为目的使用退热剂。通常不宜几种退热剂联合使用或交替使用,只在首次用退热剂无反应时,考虑交替用第二种退热剂。没有感染指征或单纯病毒感染不应常规使用抗菌药物。急性重症感染或脓毒症时,宜早期选用强力有效抗菌药物,尽早静脉输注给药,使用强力有效抗菌药物后才能使用激素,且在停用抗菌药前先停激素。

第二节 呕 吐

呕吐是致吐因素通过呕吐中枢引起食管、胃、肠逆蠕动,并伴腹肌强力痉挛性收缩,迫使胃内容物从口腔、鼻腔排出。呕吐是儿科最常见的症状之一,消化系统和全身其他系统的疾病均可引起呕吐。其表现轻重不一。剧烈呕吐可致全身水、电解质紊乱及酸碱平衡失调,甚至危及生命;长期慢性呕吐可导致营养不良和生长发育障碍。

一、诊断与鉴别诊断

呕吐病因错综复杂,根据病因分类见表 2-2。

表 2-2 呕吐分类

类型	疾病
感染	①消化道为急性胃肠炎,消化性溃疡,病毒性肝炎,胰腺炎,胆囊炎,阑尾炎,肠道寄生虫病;②呼吸道为发热,扁桃腺炎,中耳炎,肺炎;③中枢神经系统为颅内感染(脑炎、脑膜炎、脑脓肿);④尿路感染,急性肾炎或肾盂肾炎,尿毒症;⑤败血症
消化道梗阻	肠梗阻,肠套叠,中毒性肠麻痹,先天性消化道畸形(食管闭锁、肥厚性幽门狭窄、肠闭锁、肠旋转不良、巨结肠、肛门直肠闭锁)
中枢神经病变	颅内占位性病变,颅脑损伤,颅内出血,呕吐型癫痫,周期性呕吐
代谢性疾病	糖尿病、酮症酸中毒,肾小管性酸中毒,低钠血症,肾上腺危象
中毒及其他	药物、农药、有机溶剂、金属中毒,误吞异物,晕车(船)

(一)诊断程序

1.首先要了解呕吐的时间、性质、内容物及伴有的症状

(1)时间:呕吐的时间随疾病不同而异。出生后即出现呕吐多为消化道畸形,幽门肥厚性狭窄的患儿常在出生后 2 周发生呕吐。进食后立即出现呕吐多提示食管和贲门部位病变。突然发生的呕吐且与进食相关者,考虑急性胃(肠)炎或食物中毒。

(2)性质:呕吐可分为 3 种类型,即溢乳、普通呕吐、喷射性呕吐。溢乳是奶汁从口角溢出,多发生在小婴儿时期;普通呕吐是呕吐最常见的表现;喷射性呕吐是大量的胃内容物突然从口腔、鼻孔喷涌而出,常由于颅内高压、中枢神经系统感染、幽门梗阻等引起。

(3)内容物:酸性呕吐物混有食物或食物残渣,常见于急性胃炎、溃疡病;呕吐物含有隔天宿食,见于幽门梗阻;呕吐物为咖啡色内容物时,考虑为上消化道出血、肝硬化食管胃底静脉曲张破裂出血;呕吐物伴胆汁,提示胆汁反流性胃炎,呕吐严重者可见于高位小肠梗阻及胆管蛔虫症;呕吐物有粪汁或粪臭,见于低位肠梗阻。

(4)伴随的症状:呕吐伴腹泻提示急性胃肠炎;呕吐伴便血多为消化道出血;呕吐伴腹胀,无大便,可能消化道梗阻;呕吐伴婴儿阵发性哭吵可见于肠套叠、嵌顿疝;呕吐伴腹痛要排除胆囊炎、胰腺炎、腹膜炎;呕吐伴有发热要考虑感染性疾病;呕吐伴有头痛、嗜睡、惊厥多为中枢神经系统感染。

2.体格检查

全身状态的检查不可忽视,如体温、脉搏、呼吸、血压、神志、精神状态等常可反映病情的轻重。重点检查腹部体征,是否有肠型、压痛、包块、肠鸣音等。如腹胀,甚至皮肤发亮并伴有静脉怒张,有肠型,说明有肠梗阻可能;右上腹触及包块,可能为幽门肥厚性狭窄;疑有中枢病变,应仔细检查脑膜刺激征及病理反射。

3.辅助检查

(1)常规检查:有以下项目。①血、尿、大便常规检查:常可初步明确呕吐原因;②血电解质检查:常可了解呕吐的程度及电解质紊乱情况。

(2)特殊检查:有以下项目。①腰穿:疑有颅内感染的患者应进行脑脊液检查;②肝功能:可帮助了解肝胆疾病的情况;③腹部 B 超:可了解腹部脏器及包块性疾病;④腹部 X 线与钡餐、电子胃镜检查:有助于诊断消化道的畸形、梗阻,食管、胃部炎症和溃疡性疾病;⑤头颅 CT 和 MRI(磁共振成像):可确诊有无颅内出血、占位性病变。

(二)诊断思维

1.不同年龄阶段引起的呕吐

不同年龄阶段引起呕吐的疾病见表 2-3。

表 2-3 不同年龄阶段引起呕吐的疾病

	内科疾病	外科疾病
新生儿期	新生儿感染、颅脑损伤、羊水吞入	消化道畸形、幽门肥厚性狭窄
婴幼儿期	喂养不当、胃食管反流、消化道感染、中枢感染、中毒性疾病	消化道畸形、胃食管异物、急腹症(肠梗阻、胆管蛔虫症、肠套叠)
儿童期	消化道炎症、溃疡、中枢感染、周期性呕吐	急腹症(阑尾炎、腹膜炎、嵌顿疝、胆管蛔虫症)、颅内病变(肿瘤、出血)

2.感染性与非感染性呕吐的鉴别

感染性与非感染性呕吐的鉴别见图 2-1。

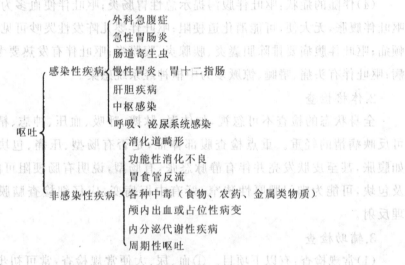

图 2-1　感染性与非感染性呕吐的鉴别

3.鉴别诊断

(1)消化道畸形:包括食管闭锁、食管气管漏、膈疝,往往出生后不久即出现呕吐;幽门肥厚性狭窄常在出生后 2 周左右出现呕吐,同时可见胃蠕动波,在右上腹可扣及枣核样肿块;肠旋转不良、消化道重复畸形除呕吐外,常伴腹胀;先天性巨结肠及肛门闭锁行肛指检查时可发现,如有较多的粪便和气体随手指拔出而喷出,可能为巨结肠。消化道的畸形,常常出现腹部梗阻性的症状,要注意腹胀的情况、呕吐物的性质。如含胆汁和粪汁要考虑下消化道梗阻。可进行 X 线腹部平片或钡剂灌肠检查,对确诊食管闭锁、肠旋转不良、消化道重复畸形、先天性巨结肠及肛门闭锁有重要意义;B 超检查有助于先天性幽门肥厚性狭窄的诊断。

（2）急腹症：包括阑尾炎、腹膜炎、肠套叠、嵌顿疝、胆管蛔虫症、肠梗阻等疾病，起病急，往往伴有呕吐，但腹痛症状突出，腹部检查压痛、肌紧张、反跳痛等明显，肠套叠、嵌顿疝在腹部或腹股沟处可扪及块物。除肠套叠、嵌顿疝外，周围血常规检查示白细胞和中性粒细胞均增多。腹部X线检查有助于腹膜炎、胆管蛔虫症、肠梗阻的诊断；B超检查和空气灌肠可确诊肠套叠。

（3）感染性疾病：可分普通感染和颅内感染。①普通感染：如急慢性咽喉炎、中耳炎、急性肺炎、泌尿系统感染、败血症等感染在发病的急性期都可以有呕吐表现，但同时应伴有鼻塞、流涕、打喷嚏、咽痛、咳嗽、耳痛等呼吸道症状，以及尿频、尿急、尿痛、血尿等泌尿道症状。血、尿常规和X线胸片检查可助诊断。②颅内感染：发热、头痛、嗜睡、呕吐、惊厥，且呕吐呈喷射状，提示中枢神经系统感染，应进行神经系统和脑脊液的检查，尽早做出脑炎、脑膜炎、脑脓肿等中枢感染性疾病的诊断。

（4）消化系统疾病：可有以下几种。①急性胃肠炎：是由肠道病毒和细菌引起的胃肠道的急性病变，主要表现为发热、恶心、呕吐、腹泻，但临床上常起病急，呕吐在先，在腹泻出现前容易误诊。临床诊断依赖病史、临床表现和大便的形状、肠道病原学的检测。②胃食管反流：典型的症状是反酸、反胃、打嗝、胃灼热，但儿童表现常不典型。新生儿常表现为频繁溢乳，婴幼儿常见反复呕吐，年长儿可有腹痛、胸痛、胸闷、反胃等。部分患者可有吸入综合征，引起口腔溃疡、咽喉炎、哮喘；婴幼儿重者可突然窒息死亡。24小时食管 pH 监测、食管胆汁反流检测和核素胃食管反流检查可以帮助诊断。③功能性消化不良：其表现是近1年内至少12周持续或反复出现上腹不适或疼痛，伴有餐后饱胀、腹部胀气、嗳气、恶心，呕吐等，且通过X线钡餐和胃镜检查没有发现食管、胃、肠等器质性疾病可解释的症状。④胃十二指肠疾病：急性胃炎或慢性胃炎急性发作可表现为腹痛，以上腹痛或脐周痛为主，可伴餐后呕吐、恶心、嗳气、腹胀，寒冷及刺激性食物可加重，伴胃黏膜糜烂者可有呕血和黑便。消化性溃疡主要是指胃和十二指肠的溃疡，可发生在任何年龄，但学龄儿童明显增加。婴幼儿的主要症状是呕吐、食欲缺乏；学龄期儿童可有腹痛、腹胀、反酸、嗳气等表现，严重者可有呕血、黑便等症状。胃镜检查是急慢性胃炎和胃十二指肠溃疡的可靠方法，可直接观察到炎症的轻重、溃疡的变化。上消化道的钡餐造影也能帮助我们了解病变的情况。其他血常规、大便隐血和幽门螺杆菌检查能协助诊断。⑤周期性呕吐：表现为突然发生的反复、刻板的恶心、呕吐，呕吐症状很严重，可持续数小时或几天。呕吐的特点是在晚上和清早发生，50％的呕吐可呈喷射性，含有胆汁、黏液和血液，可伴有腹痛、头痛、心动过速等。呕吐发作严重者伴有脱水和电解质紊乱,大多的患者需要静脉补液。需做详细检查,排除器质性的疾病,方可诊断。

(5)各种中毒(药物、农药、金属类物质):其特点为病情呈急进性加剧;临床症状可累及全身各系统。误服或吸入是造成各种中毒的首要条件,应尽快了解误服的病史,或可以从患儿的气味辨别,或对血、尿、呕吐物和胃液进行快速检验,以利于及早诊治。

(6)内分泌代谢性疾病:尤其是糖尿病酮症酸中毒,其表现恶心、呕吐、嗜睡,甚至昏迷。有时由于脱水、腹痛、白细胞计数增高而误诊为急腹症。临床上血糖增高和尿酮体阳性、血气酸中毒及原有的糖尿病病史有助诊断。

(7)颅内占位性病变:起病急骤,表现剧烈头痛、头晕、恶心、呕吐等,需做头颅 CT 和 MRI 明确诊断。

二、处理措施

(一)确立是否需要外科处理

决不能因对症治疗而延误诊断。

(二)一般治疗

对呕吐严重者应暂时禁食,防止呕吐物吸入到肺,引起窒息或吸入性肺炎;对有脱水和电解质紊乱的应积极纠正。

(三)对症治疗

根据不同病因,临床症状选用不同药物。

1.周围性镇吐药

(1)阿托品、颠茄可解除平滑肌的痉挛,抑制反应性的呕吐。

(2)吗丁啉为外周多巴胺受体拮抗剂,可增加食管下部括约肌的张力,增加胃蠕动,促进胃排空,防止胃、食管反流,抑制恶心、呕吐。

(3)莫沙必利。

2.中枢性镇吐药

(1)氯丙嗪为多巴胺受体阻滞剂,可抑制呕吐中枢,有强大的止吐作用;但肝功能衰竭和心血管疾病者禁用。

(2)甲氧氯普胺对中枢及周围性的呕吐都有抑制作用,不良反应为直立性低血压,消化性溃疡患者不宜应用。

(3)舒必利除有抗精神病作用外,可用作中枢性止吐药,常用于周期性呕吐。

(4)维生素 B_6 及谷维素可调节自主神经,有轻度制吐作用,对使用红霉素和抗肿瘤药物引起的呕吐有效。

(四)病因治疗

根据不同的病因做出相应的治疗。

第三节 发 绀

发绀是指血液中还原血红蛋白增多使皮肤和黏膜呈青紫色改变的一种表现。这种改变常发生在皮肤较薄、色素较少和毛细血管较丰富的部位,如口唇、指(趾)、甲床等。

一、发病机制

发绀是由于血液中还原血红蛋白的绝对量增加所致。当毛细血管内的还原血红蛋白超过 50 g/L 时皮肤和黏膜可出现发绀。但临床上发绀并不总是表示缺氧,缺氧也不一定都有发绀。若患儿血红蛋白大于 180 g/L 时,即使在机体的氧含量正常不至于缺氧的情况下,如果存在有 50 g/L 以上的还原血红蛋白亦可出现发绀。而严重贫血(Hb<60 g/L)时,即使所有的 Hb 都氧合了,但是 Hb 总量仍不足以为正常代谢运输足够的氧,即使不发绀也会缺氧。临床上,在血红蛋白浓度正常的患儿如 SaO_2<85%(相当于 22.5 g/L 的血红蛋白未饱和)时,发绀却已经很明显。近年来,也有临床观察资料显示:在轻度发绀的患儿中,有 60% 的患儿其 SaO_2>85%。故而,在临床上所见发绀并不能完全确切反映动脉血氧下降的情况。

二、病因与分类

根据引起发绀的原因可将其做如下分类。

(一)血液中还原血红蛋白增加(真性发绀)

1.中心性发绀

此类发绀的特点表现为全身性,除四肢及颜面外也可累及躯干和黏膜的皮肤。受累部位的皮肤是温暖的。发绀的原因多由心、肺疾病引起呼吸功能衰竭、通气与换气功能障碍、肺氧合作用不足,导致 SaO_2 降低所致。一般可分为以下几种。

(1)肺性发绀：即由于呼吸功能不全、肺氧合作用不足所致。常见于各种严重的呼吸系统疾病。常见病因有以下几种。①呼吸道梗阻：如新生儿后鼻孔闭锁、胎粪吸入、先天性喉、气管畸形、急性喉炎、惊厥性喉痉挛、气道异物、血管环或肿物压迫气管、溺水及变态反应时支气管痉挛等；②肺部及胸腔疾病：以重症肺炎最常见，其他疾病如新生儿呼吸窘迫综合征、支气管肺发育不良、毛细支气管炎、肺水肿、肺气肿、肺不张、胸腔较大量积液、气胸及膈疝等；③神经、肌肉疾病：中枢性呼吸抑制可引起呼吸暂停而致发绀，如早产儿中枢发育不成熟、新生儿围产期缺氧、低血糖、重症脑炎、脑膜炎、肺水肿、颅内压增高及镇静剂（如苯巴比妥）过量等。呼吸肌麻痹时也可致发绀，如感染性多发性神经根炎、重症肌无力及有机磷中毒等。

(2)心性发绀：由于异常通道分流，使部分静脉血未通过肺进行氧合作用而入体循环动脉，如分流量超过心排血量的1/3，即可出现发绀。常见于右向左分流的发绀型先天性心脏病，如法洛四联症、大动脉转位、肺动脉狭窄、左心发育不良综合征、单心房、单心室、动脉总干、完全性肺静脉连接异常、持续胎儿循环及动静脉瘘等。只有下肢发绀时，应考虑主动脉缩窄位于动脉导管前。此类疾病吸入100%氧后发绀不能缓解。心脏阳性体征、X线检查及彩色多普勒超声心动图检查有助于诊断。

(3)大气氧分压低：如高原病、密闭缺氧等。

2.周围性发绀

此类发绀常由于周围循环血流障碍所致。其特点表现为发绀多为肢体的末端与下垂部位。这些部位的皮肤发冷，但若给予按摩或加温，发绀可减退。此特点可作为与中心性发绀的鉴别点。此型发绀可分为以下几种。

(1)淤血性周围性发绀：常见于引起体循环淤血、周围血流缓慢的疾病，如右心衰竭、渗出性心包炎、缩窄性心包炎、心脏压塞、血栓性静脉炎、上腔静脉阻塞综合征、下腔静脉曲张等。

(2)缺血性周围性发绀：常见于引起心排血量减少的疾病和局部血流障碍性疾病，如严重休克、暴露于寒冷中和血栓闭塞性脉管炎、雷诺病（Raynaud病）、肢端发绀症、冷球蛋白血症等。

(3)混合性发绀：中心性发绀与周围性发绀同时存在。可见于心力衰竭等。

(二)血液中存在异常血红蛋白衍生物（变性血红蛋白血症）

血红蛋白分子由珠蛋白及血红素组成，血红素包括原卟啉及铁元素，正常铁元素是二价铁(Fe^{2+}),具有携氧功能;变性血红蛋白血症时,三价铁(Fe^{3+})的还原血红蛋白增多,失去携氧能力,称为高铁血红蛋白血症。

1.高铁血红蛋白血症

由于各种化学物质或药物中毒引起血红蛋白分子中二价铁被三价铁所取代,失去结合氧的能力。当血中高铁血红蛋白量达到30 g/L时可出现发绀。常见于苯胺、硝基苯、伯氨喹、亚硝酸盐、磺胺类、非那西丁及苯胺染料等中毒所致发绀,其特点是突然出现发绀,抽出的静脉血呈深棕色,虽给予氧疗但发绀不能改善,只有给予静脉注射亚甲蓝或大量维生素 C,发绀方可消退,用分光镜检查可证实血中高铁血红蛋白血症。由于大量进食含亚硝酸盐的变质蔬菜而引起的中毒性高铁蛋白血症,也可出现发绀,称"肠源性青紫症"。

2.先天性高铁血红蛋白血症

自幼即有发绀,而无心、肺疾病及引起异常血红蛋白的其他原因,有家族史,身体一般状况较好。①遗传性 NADH 细胞色素 b,还原酶缺乏症:此酶在正常时能将高铁血红蛋白转变为正常血红蛋白,该酶先天缺乏时血中高铁血红蛋白增多,可高达50%,属常染色体隐性遗传疾病,发绀可于出生后即发生,也可迟至青少年时才出现。②血红蛋白 M 病:是常染色体显性遗传疾病。属异常血红蛋白病,是构成血红蛋白的珠蛋白结构异常所致,这种异常 HbM 不能将高铁血红蛋白还原为正常血红蛋白而引起发绀。

3.硫化血红蛋白血症

此症为后天获得性。服用某些含硫药物或化学品后,使血液中硫化血红蛋白达到 5 g/L 即可发生发绀。凡引起高铁血红蛋白血症的药物或化学成分几乎都能引起本病。但一般认为本病患儿须同时有便秘或服用含硫药物在肠内形成大量硫化氢为先决条件。发绀的特点是持续时间长,可达数月以上,血液呈蓝褐色,分光镜检查可证明有硫化血红蛋白的存在。与高铁血红蛋白血症不同,硫化血红蛋白呈蓝褐色。高铁血红蛋白血症用维生素 C 及亚甲蓝治疗有效,而硫化血红蛋白无效。

三、伴随症状

(一)发绀伴呼吸困难

发绀伴呼吸困难,常见于重症心、肺疾病及急性呼吸道梗阻、大量气胸等,而高铁血红蛋白血症虽有明显发绀,但一般无呼吸困难。

(二)发绀伴杵状指/趾

发绀伴杵状指/趾提示病程较长,主要见于发绀型先天性心脏病及某些慢性肺部疾病。

(三)发绀伴意识障碍或衰竭

发绀伴意识障碍或衰竭主要见于某些药物或化学药物中毒、休克、急性肺部感染或急性心力衰竭等。

第四节 剧 烈 啼 哭

剧烈啼哭是婴幼儿对来自体内或体外不良刺激引起不适的一种本能反应,2岁以下的小儿因一般不能用语言表达或语言表达能力尚不成熟,所以用啼哭这种形式来表达。一般分为生理性啼哭和病理性啼哭。如果只为达到某种要求的啼哭,称之为生理性啼哭;疼痛是机体不适,由疼痛或其他因素引起的啼哭,处理不及时,有可能产生严重的后果,这种啼哭称之为病理性啼哭。临床上因啼哭而来诊的婴幼儿,特别是长时间或阵发性剧烈啼哭者,一定要仔细检查,找出病因,及时处理。

一、啼哭的特点

(一)时间

婴幼儿缺乏语言表达能力,多数是以啼哭来表达某种要求,故婴幼儿啼哭多是生理性的。这种啼哭的特点:啼哭的时间多较短暂,当要求得到或以玩具分散注意力时,啼哭即停止,活动如常。不同的生理要求有不同的啼哭时间,如在进食4小时或午夜的啼哭多为饥饿所致。每于进食时啼哭或一会儿吸乳一会儿啼哭,则可能是鼻塞或口腔炎影响吸乳所致;或可能乳头过短,奶嘴过小不能吸到足够的奶量。若进食后抽出奶头或奶嘴即啼哭,则可能为进食不足或奶嘴过大吸入过多的空气所致。患有某些疾病时,常因无力吸乳而啼哭,如先天性心脏病、肺部疾病或严重贫血等。排便时啼哭要注意肠炎、肛裂、脱肛、尿道口炎、尿道畸形等。疾病所致的啼哭,因致哭原因不能马上去除,常为持续性啼哭或反复发作。

(二)声调

生理性啼哭在声调上较为平和一致。但在2岁以上的幼儿,有时为达到要挟的目的会将声调忽然提高,出现哭声时高时低的特点,这种声调提高的时间不长,要求得到满足即中止;未能满足时,也不会长时间高声啼哭。高调尖叫声或哭声发直的啼哭多为脑部疾病所致,如颅内出血、胆红素脑病、脑膜炎等,称为脑性啼哭或脑性尖叫。哭声嘶哑多为喉部疾病所致,如喉炎、喉头水肿或白喉。哭声嘶哑而低调者,见于声带损伤或甲状腺功能低下患儿。哭声细小提示先天性肌弛缓综合征或疾病严重衰弱无力。猫叫样哭声提示染色体异常。

(三)强弱

突然啼哭,哭声洪亮,往往是受惊吓或被刺痛等强烈刺激引起;伴有烦躁不安、面色苍白者,多为腹痛引起,如肠套叠、嵌顿疝或肠痉挛等。哭声细弱,或为低钾,或病情严重。哭声由强变弱,全身软弱无力,呈困倦无力状者,多为病情严重的表现。哭声嘶哑,多为发音器官疾病。

二、生理性啼哭的常见原因

(一)饥饿性啼哭

在餐前发生,哭声响亮,抱起婴儿时头转向母体一侧,做吸吮的动作,喂乳后仍啼哭,应注意是否奶头过大、过小、过短致吸吮困难;或因母乳分泌过多或过少,不能及时咽下或咽下过少。

(二)外界环境刺激

外界环境刺激包括尿布湿了,衣服过多、过少、粗糙不平,硬物或不洁性刺激,过强的声、光刺激,情绪变化、口渴、睡眠不足、体位不当,饮食改变如断奶、食物过冷过热、喂乳不当咽气过多、见到生人、大便前肠蠕动加剧及不良习惯(喜抱或昼眠夜哭)等。

(三)要挟性啼哭

哭声洪亮或时大时小,可伴有自暴行为,不予理睬,自行止哭。

(四)生理性夜啼

生理性夜啼多见于4个月内的婴儿,表现为昼眠夜哭,即白天睡的很多,夜晚则很兴奋,喜抱和逗其玩耍,熄灯或大人睡觉时即啼哭不止,为习惯问题,6个月后多有缓解。婴儿躯体不适时,饥饿、过冷过热、被服过重、噪声刺激等,或睡

— 45 —

眠环境改变,也可出现夜啼。睡眠时被惊吓,特别是被反复惊吓,则会形成条件反射而夜啼。

三、肠道疾病引起的啼哭

任何疾病都是引起病理性啼哭的常见原因,处理不及时往往会带来严重的后果。

(一)肠套叠

肠套叠是婴幼儿病理性啼哭最常见且特征性的疾病。患儿表现为突然阵发性剧烈啼哭,多伴有面色苍白、屈腿,每次发作约数分钟,发作后可入睡或玩耍如常。以后反复发作,发作次数越多,持续时间越长,间歇时间越短,则示病情越重应积极治疗。病程中有呕吐,初期为内容物,继之为胆汁,甚至粪质。发病后数小时可有血便(开始可有正常大便)。腹部以扪及腊肠状包块为特征,但如套至结肠肝曲亦可扪不到包块。对可疑病例做肛查、腹部 B 超、空气灌肠进行 X 线检查,以便确定诊断。后者对肠套叠具有确诊价值。但如肠套叠已超过 24 小时,不宜做灌肠检查,以免发生肠穿孔。

(二)婴幼儿阵发性腹痛

婴幼儿阵发性腹痛为功能性疾病。多见于 4 个月内的小婴儿,起病常在出生后 1~2 周,多在喂乳时或傍晚发生,表现为阵发性啼哭,烦躁不安,严重者可产生阵发而规律的剧哭,持续数分钟至数十分钟后转而安静入睡。发作时肠鸣音亢进,但无腹部包块,亦无血便及面色苍白,排气或排便后可缓解。需与肠套叠鉴别。原因可能与更换饮食或进食糖类过多致肠积气有关。

(三)嵌顿疝

嵌顿疝为婴幼儿啼哭的常见原因。突然发作为其特征,过去多有同样发作史。检查腹股沟有疝囊突出可明确诊断。

(四)肠道感染

常因腹痛引起婴幼儿啼哭。多伴有典型的消化道症状,如腹泻、呕吐、发热。查体肠鸣音亢进。排便后腹痛可暂时缓解。

(五)肠道寄生虫

学爬后的婴幼儿,特别是生活在农村者,常感染肠道寄生虫,以蛔虫、蛲虫多见。蛔虫引起的腹痛可呈发作性,不甚剧烈(胆道蛔虫排除),患儿哭闹时体态不定,腹软喜按,肠鸣音亢进,常反复发作,有排蛔虫史或大便检查发现蛔虫卵可明确诊断。蛲虫所致啼哭常发生在睡眠时,蛲虫从肛门爬出引起肛周瘙痒,哭时可在肛门周围发现蛲虫。驱虫后阵发性啼哭可缓解。

(六)其他肠道疾病

其他肠道疾病包括各种机械性肠梗阻、腹腔脏器穿孔、腹膜炎等。机械性肠梗阻常伴有呕吐,呕吐物为梗阻部位以上的胃肠内容物,有时可见肠型,扪及包块,肠鸣音早期亢进,有气过水声。腹膜炎者可有腹膜刺激征,但在婴幼儿常不典型。

四、神经系统疾病引起的啼哭

神经系统疾病如颅内出血、颅内感染、颅内占位性疾病等均可引起颅内压增高,引起啼哭,往往为高调尖叫性啼哭,伴有呕吐,常为喷射性呕吐。婴儿癫痫亦可以啼哭为先导,继而抽搐。周围神经炎如维生素 B_1 缺乏症,多在夜间啼哭,声音嘶哑,腱反射异常。此外,还有以下几种具有特征性啼哭的神经系统疾病。

(一)新生儿破伤风

啼哭具有特征性,且是最早出现的症状。因为咀嚼肌痉挛不能吸乳,患儿啼哭,但哭不成声,同时有找乳头的动作,喂奶患儿又拒食,继续啼哭不止,表现出想吃又不能吃的症状。因此,新生儿破伤风的主诉往往是长时间啼哭、拒乳。患儿拒抱或转换体位时哭喊加剧,并伴有发热、牙关紧闭、苦笑面容。

(二)脊髓灰质炎

脊髓灰质炎由脊髓灰质炎病毒引起,主要侵犯中枢神经系统,以脊髓前角运动神经细胞受损明显。在瘫痪前期有感觉过敏的表现,患儿拒抱,一碰即哭,烦躁不安,同时伴发热、出汗等。

五、其他疾病引起的啼哭

任何引起疼痛的疾病均可导致患儿啼哭,仔细查体可找到炎症或损伤部位,常见的有以下几种疾病。

(一)口腔疾病

患儿口腔疾病时,常因吸乳疼痛而啼哭。患儿可同时有拒食、流涎。检查口腔可见黏膜有溃疡或糜烂,患有鹅口疮时口腔黏膜有不易擦去的白色膜状物。

(二)中耳炎

婴幼儿耳咽管短且呈水平位,上呼吸道感染时很容易蔓延到中耳。典型的中耳炎有耳流脓,不典型者可无耳流脓的症状。婴幼儿啼哭伴发热而又无明确病因时,应想到中耳炎的可能,及时检查耳鼓膜。

(三)低钙血症

低钙血症的小儿神经-肌肉兴奋性高,早期可出现兴奋、烦躁、啼哭、易激动、惊跳、睡眠不安。注意询问户外活动情况,有无鱼肝油添加史,有无长期腹泻史,查体有无佝偻病体征,化验血清钙<2 mmol/L和/或钙剂治疗有效可明确诊断。

(四)病理性夜啼

最常见为活动性佝偻病,患儿可伴有多汗、枕秃、前囟过大或闭合延迟等,患蛲虫病时,雌虫常在夜间爬出肛门产卵,肛门瘙痒引起婴幼儿夜啼。严重维生素 B_1 缺乏,可出现脑型脚气病的症状,患儿烦躁不安,并有夜啼,同时伴有前囟饱满、头后仰等症状。湿疹、荨麻疹可因痒感引起患儿啼哭。

六、诊断

首先应根据婴幼儿啼哭的时间、声调、强弱和伴随症状等,区别是生理性啼哭,还有病理性啼哭。生理性啼哭一般时间不长,声调、强弱较平和一致,不伴有其他症状。如啼哭时间过长、声调尖叫,可能有中枢神经系统疾病,应注意是否伴有呕吐、发热、精神异常,检查囟门有无饱满隆起等。伴有症状对诊断很重要。如面色好,食欲和大小便正常,无呕吐,多为生理性啼哭。如面色苍白、便秘、呕吐者,应注意是否有肠梗阻。阵发性啼哭应注意肠套叠的可能。肠套叠的发展是以小时计算的,延误诊断,轻则失去非手术复位的机会,重则会发生肠穿孔,因此,对任何一个长时间啼哭或阵发性啼哭者,都应排除肠套叠的可能。对于夜啼的婴幼儿,还应注意有无活动性佝偻病。

第三章

儿 童 用 药

第一节 儿童生长发育特点与药物作用的影响

儿童生长发育特点见于各系统、各器官,其中与用药和药物在体内处置过程密切相关的是胃肠吸收功能,肝脏代谢、肾脏排泄功能以及血-脑屏障特点等。

一、婴幼儿胃肠功能特点与用药

小儿口腔黏膜娇嫩,血管丰富,有利于舌下含化药物(如硝苯地平)的吸收,但小儿不合作,难于保证药物的足量吸收,故少采用。

婴幼儿胃呈横位,胃容量相对较小,胃蠕动不规则。胃、食道之间的贲门括约肌相对松弛,而幽门括约肌收缩较强,因而易因口服药物而诱发胃、食道反流和呕吐。胃黏膜娇嫩,胃液胃酸分泌较少,刺激性药物(如阿司匹林、硫酸亚铁、红霉素等)易引起恶心、呕吐,甚至造成胃黏膜渗血或出血。胃液 pH 呈中性,有利于青霉素 V 钾、氨苄西林、羟氨苄青霉素等耐酸青霉素的口服吸收,因而常用。

婴幼儿吃奶者,乳汁可保护胃肠黏膜,减少药物胃肠反应,但有时会妨碍药物吸收。一般以两次喂奶之间服药为宜,喂奶后立即服药,有时可致吐而影响乳汁的吸收。

婴幼儿肠道相对较长,黏膜薄,黏膜间孔隙大,微绒毛屏障功能弱,黏膜下血循环丰富,有利于药物吸收,但肠蠕动快而又影响药物吸收,因此药物吸收率不稳定。有时成人不吸收的药物婴幼儿也能吸收,如新生儿大剂量口服新霉素有时因吸收入血而发生药物致聋。

小儿直肠黏膜血循环亦丰富,药物灌肠(如水合氯醛灌肠)或肛门栓药后,药物可由直肠下静脉吸收,直接进入下腔静脉而不经过肝脏对药物的首关代谢,有利迅速达到有效血浓度及发挥药效。当患儿病重不能口服药物或拒服药物时,或者胃肠刺激反应大的药物,可改用直肠给药。常用的有小儿退热栓(每个含对乙酰氨基酚 0.15 g),红霉素栓、阿司匹林栓等。

二、婴幼儿肝脏代谢特点与用药

婴幼儿肝脏较大,肝动、静脉及门脉系统血液循环丰富,药物代谢快。但肝实质细胞较小,功能发育不够完善,产生清蛋白、脂蛋白能力不足,药物吸收入血后,药物与清蛋白、脂蛋白结合能力低,致游离型药物浓度相对较高,有利于发挥药物作用。但当药物剂量过大时,则易发生毒副作用。肝细胞胞浆内的超微结构如线粒体、内质网、微粒体等数量少,致药物氧化、还原、分解、结合等代谢受阻,药物半衰期延长。由于微粒体内大量专一和非专一结合酶(药酶)活性低,致影响药物代谢。如尿苷二磷酸葡萄糖醛酸转移酶(UDP-GT)缺乏,可致许多药物(如磺胺类、呋喃类、水杨酸类、新生霉素、红霉素、氯霉素等)结合转化能力低下,并与清蛋白竞争结合胆红素,致血中间接胆红素水平增高,当超过一定阈值时,可发生高胆红素血症,重者引起胆红素脑病或核黄疸,并引起锥体外系症状,甚至发生脑性瘫痪后遗症。该酶缺乏还是新生儿氯霉素导致全身性循环衰竭即灰婴综合征的原因。肝细胞内细胞色素 P_{450} 氧化酶、还原酶系统缺陷,也能促成灰婴综合征的发生。

肝脏单核-巨噬细胞系统的 Kuffer 细胞功能不全,使丙种球蛋白(Ig)合成减少,既影响免疫能力,也影响碱性和中性药物的结合解毒。

婴幼儿胆小管、毛细胆管相对较小,平滑肌收缩力低,胆汁易浓缩、郁积,不利药物胆汁排泄。许多阴离子药物如磺胺类、水杨酸类及苯妥英等,排泄受阻后,还可与清蛋白竞争胆红素,促发药物性黄疸。有的药物如利福平存在肠肝循环,有利保持有效血浓度,增强疗效,但也可发生蓄积作用。

婴幼儿肝脏合成脂肪能力低,致脂溶性药物游离浓度高。同时,肝脏氧化脂肪能力低,生酮酶活性高,酮体产生较多。因此小儿发热特别是水痘、副流感发热时,不宜服用阿司匹林,因它可诱发脑病合并内脏脂肪变性综合征(Reye 综合征),其发生还与游离脂肪酸增加、加重昏迷有一定关系。口服对乙酰氨基酚则无此危险。

婴幼儿全身性重病时常易并发肝功能损害,用药过多、过滥能加重药物性肝损,甚至发生肝功能衰竭,形成药源性疾病,这一点不容忽视。此时宜多选由肾脏排泄的药物以减少肝损。有些药物(如头孢哌酮钠)当有肝损时可改由肾脏排泄,而当有肾损时又可改由肝脏解毒,这类药物特别适合小儿。当肝功不全时慎用或不用异烟肼、利福平、克林霉素、红霉素、两性霉素 B 等;可用青霉素、头孢霉素及氨基糖苷类抗生素等。

多种药物合用时,有些药物可诱导肝微粒体酶的活性(酶促作用),使其他药物代谢加速,缩短药物作用时间;另有一些药物则可延缓其他药物的代谢(酶抑作用),因此须注意它们之间的配伍及其影响。少数药物同时具酶促、酶抑双重作用,视不同配伍而异。

三、婴幼儿肾脏代谢特点与用药

婴幼儿细胞外液相对较多,药物排泄缓慢些。肾脏主管药物排泄和维持水、电解质、酸碱平衡。药物经肝脏代谢解毒后,大部分经肾小球滤过和肾小管排泄于体外,仅少部分以药物原型或活性、非活性代谢产物从尿中排出。婴幼儿肾单位较少,功能不成熟,肾小球滤过率(GFR)和肾小管主动或被动分泌率低,肾小管再吸收功能不规律,致使许多药物(如氨基糖苷类药物、地高辛等)排泄较慢。肾功能不全时肾血流(RBF)、GFR 进一步下降,肾脏排酸保碱、保钠排钾功能失调,加之肾间质水肿,更加剧影响药物排泄。此时酸化尿液可增加碱性药物的排泄,碱化尿液可增加酸性药物的排泄。

肾衰竭时由于少尿、无尿、全身水肿,药物按每公斤体重计算,往往比实际需要量偏大,能加重药物蓄积作用,因此肾衰竭时剂量宜偏小些。肾衰竭时由于有代谢性酸中毒,不宜用螺内酯或碳酸酐酶抑制剂如乙酰唑胺这类利尿剂利尿,以防酸中毒加重,可用呋塞米、氢氯噻嗪这类利尿剂利尿,以利纠正酸中毒。

许多药物有肾毒性,抗生素中主要是氨基糖苷类和头孢霉素类。第一代头孢霉素有肾毒性,第二、三、四代头孢霉素的肾毒性有依次减弱,肾衰竭时可反过来选用。肾衰竭时不用或慎用氨基糖苷类抗生素、第一代头孢霉素、万古霉素、杆菌肽、磺胺类及萘啶酸等。可选用青霉素类、红霉素、氯霉素、克林霉素、利福平、甲硝唑及克霉唑等。肾衰竭时依他尼酸、呋塞米剂量也不宜过大,否则有致聋毒性。

四、婴幼儿血-脑屏障特点与用药

药物经不同途径吸收入血后,在全身各器官、组织及体液中,均有不同程度分布,但分布不均匀,血脑之间有一定屏障,影响药物对脑细胞发挥作用。一般与蛋白质结合的药物、水溶性药物不易通过血-脑屏障(BBB),脂溶性药物可通过 BBB。例如 γ-氨基丁酸（GABA）由于不能通过 BBB，故口服、静脉滴注 γ-氨酪酸后，并不能起中枢性抑制性神经递质的抗惊厥作用，而只能起降低血氨的作用。而左旋多巴能通过 BBB，经多巴脱羧酶作用后能转化为多巴胺，从而发挥抗震颤麻痹的作用；加用多巴脱羧酶抑制剂如甲基多巴肼或多巴丝肼后，虽它不能通过 BBB，亦能增强疗效。维生素 B_6 也能通过 BBB，它作为多巴脱羧酶的辅酶，也有辅助作用。

婴幼儿大脑毛细血管循环十分丰富，但其内皮细胞之间的连接不够紧密，血脑、血脑脊液屏障功能不佳，致败血症或菌血症时易并发化脓性脑膜炎。脑膜炎时全身大剂量抗生素应用后，脑脊液中抗生素浓度能较正常时为高，有利消灭脑膜内的病原菌，因此一般不需另加鞘内注射抗生素。唯有晚期重症脑膜炎才需加用鞘内或脑室内注射，但所用抗生素种类、剂量及每毫升浓度，必须严格掌握，不可任意加大剂量，否则将带来不良后果，甚至造成惊厥、呼吸暂停，乃至死亡，因此要非常慎重。极大量青霉素静脉注射也能部分通过 BBB 而发生青霉素脑病。

五、婴幼儿皮肤黏膜特点与用药

婴幼儿皮肤体表面积相对较大，易散热。皮肤娇嫩，角质层浅，皮下组织血液丰富，因此皮肤外敷药物能部分吸收，如某些经皮给药制剂，如皮肤贴剂、透皮控释剂等。例如用吲哚美辛乳膏或贴剂治疗局部关节肿痛；用甲苯咪唑或丙硫咪唑驱虫，但皮肤给药吸收效果仍不如胃肠道给药，仅偶尔用之。婴儿皮肤接触萘（俗称樟脑丸）偶可使 6-磷酸葡萄糖脱氢酶患儿发生急性溶血性贫血。皮肤或脐部敷中药是否真能内病外治尚待研究。

婴幼儿黏膜同样娇嫩，多次用 0.05% 萘甲唑林滴鼻，也可发生心动过速等交感神经反应。

第二节　儿童合理用药注意事项

一、明确诊断，全面治疗，对症下药

首先，根据病史、体检及实验室检查结果，归纳分析，综合判断，尽可能明确诊断。没有正确的诊断，就没有正确的治疗。其次根据疾病性质确立治疗方案，也就是辨证施治或辨病论治。对感染性疾病应尽量作出病原学诊断这才有利抗

生素治疗。治疗应全面,不能惟药物治疗论。由于疾病模式的改变,不要忽视其他治疗方法如营养支持疗法,心理行为矫治等,有时药物不能代替必要的手术疗法和护理。

应根据疾病性质,发生的轻重缓急,掌握好用药指征,对症下药。治疗原则是急者治标、缓者治本;治病求本、标本兼治。应针对疾病的主要方面,特别是危及生命和重要脏器方面,加以重点治疗,抓住主要矛盾,其他矛盾就会迎刃而解了。中医的君臣佐使处方原则同样适合于现代治疗学。例如,治疗感染性疾病时,君药为抗生素,臣药为皮质激素,佐药为退热剂,使药为维生素等。

二、合理选药、用药

任何一种疾病特别是复杂危重疾病,目前可供选择的治疗方法和药物愈来愈多,大量新药、特药、新剂型在大量开发,不断供应临床。医师应在医学,药学理论指引下,根据患者的具体病情,从社会效益和患者利益出发,选择最适合该患者病情的治疗方案和治疗药物,要在合理用药上下功夫。多采用国内、外学术会议制定的治疗方案,优先选用优质、高效、安全、可靠、使用方便、国内市场能保障供应、价格合理、病家能负担以及儿童乐意接受的药物,尤其是国家基本药物。

用药要有针对性,即对症下药。不要轻易用不必要的药、不该用的药,更不要不分主次,随意大包围。这样做不仅造成药物的浪费、经济上的损失,而且还会干扰正确诊断,增加毒副作用发生率,不仅没有治好原发病,反而还发生医源性或药源性疾病。要正确看待药物广告,老药不等于无效,新药不等于特效,贵药不等于好药,对进口药也不能盲目迷信。

三、合理联合用药

某些疾病例如癫痫只要选药恰当,即使单药治疗,也能获得满意疗效,甚至比两种药物的效果更好。因此近年来倡导单药治疗。少数重病、顽固性或难治性病例,常需联合用药。联合用药要注意两药间的相互作用和两药间的性质是否相同、有无拮抗。例如酸性药物不要与碱性药物配伍(维生素 C 与碳酸氢钠不能同用)。也不要将作用相反的药物联用,例如阿托品解痉剂与多潘立酮增强胃蠕动剂不要同用。有时作用类似的药物联用可增加毒副作用,如服泼尼松患儿加服胃蛋白酶合剂可增加溃疡病伴出血的发生率。

两药或多药联用大多数能增强疗效。要多选择不同药物作用机制的两药或多药并用。例如二氢叶酸合成酶抑制剂磺胺甲唑(SMZ)与二氢叶酸还原酶抑制剂甲氧苄啶(TMP)合用,可协同阻碍细菌四氢叶酸和核酸合成,从而增强抑菌效果。庆大霉素辅以 TMP 也能增强疗效。用青霉素时辅以丙磺舒可减缓青霉素肾脏排泄,有利提高血药浓度和延长半衰期。

β-内酰胺类抗生素(青霉素、头孢霉素)加用 β-内酰胺酶抑制剂如棒酸或青霉烷砜酸,均能增强抗菌效果。

沙丁胺醇类肾上腺素 $β_2$-受体兴奋剂能激活腺苷酸环化酶,生成环磷酸腺苷 cAMP,而色甘酸二钠和氨茶碱能抑制磷酸二酯酶水解成 5'-AMP,因此联用时能增强止喘效果。

在治疗白血病、恶性肿瘤时,应根据细胞周期动力学原理,选择作用于不同细胞周期的抗癌药同用,制定联合化疗方案。

四、防止滥用抗生素、糖皮质激素、生物制品、血液制品,合理应用或联用抗生素

抗生素是儿科的重点用药,合理应用或联用抗生素是至关重要的。但儿科滥用抗生素的情况相当普遍,不能不引起注意。抗生素的确可防治感染,但仅限于细菌感染,实际上抗生素对病毒性感染不起作用,这是因为病毒只能在活体细胞内繁殖,而抗生素难于进入细胞内起抗病毒作用。对病毒性感染使用抗生素并不能缩短病程、减轻症状,也不能确保预防细菌性继发感染。抗生素往往只能预防一般敏感菌株感染,而不能预防许多毒力大的细菌感染。滥用抗生素必然会导致耐药菌株的增多,因此可给治疗带来困难。凡是滥用抗生素越严重的地区和医院,细菌耐药性越严重。有时患者不是死于原发病,而是死于继发感染或双重感染,例如继发性金黄色葡萄球菌或难辨梭状芽胞杆菌假膜性肠炎,细菌壁缺陷的 L 型细菌感染、厌氧菌感染以及高毒力、耐药金葡菌、大肠埃希菌或绿脓杆菌感染等。广谱抗生素(特别是抑菌剂)与皮质激素联用,由于后者致免疫功能低下,更易继发霉菌感染,其中常见的是白色念珠菌感染(鹅口疮、胃肠炎、外阴炎、肺炎等),严重的尚有曲菌、毛霉菌感染,如不及时诊断治疗,经常致死,甚至尸检才证实诊断。因此,儿科医师应注意防止滥用抗生素、皮质激素。皮质激素有抗炎、抗毒、抗过敏、退热及抗休克等良好作用,但也有抑制免疫的负面作用,因而也不应滥用,尤其是诊断不明时,凡发热即用激素是不对的。激素只能在超高热(>40.5 ℃)伴明显中毒症状或中毒性休克时,才是最好用药指征。长期口服激素也要注意避免诱发结核病、糖尿病、高血压、溃疡病以及菌群失调等。

近年来各种生物制剂如丙种球蛋白、干扰素等大量应用,的确为临床提供了有力武器,但生物制剂的生产技术上要求高,一般厂家难以达到严格的技术标准,因此选用时不可不慎。同样,全血、血浆、血液成分制品如 13.因子(AHG)

等,易受血清型肝炎(B、C、D 型肝炎)和艾滋病(AIDS)病毒(HIV)的污染,也不要滥用。国外进口的血液制品更不能采用。总之要严格控制用药指征,能不用的最好不用。

如何合理应用或联用抗生素一直是儿科医师关注的问题。抗生素应用的最好指征是细菌性感染。许多传染病有相对固定的病原菌,可根据病原菌的种类、革兰染色属阳性或阴性以及该菌抗生素敏感度流行病学调查结果,选用敏感抗生素治疗。只要有针对性,常常一种抗生素即足,如猩红热、流行性脑脊髓膜炎等,单用青霉素疗效甚好。当有严重感染(如败血症、化脓性脑膜炎等)或混合感染时,则应选择 2~3 种抗生素联用,而且以杀菌类加杀菌类抗生素联用为优,因它们联用有协同作用而不会发生拮抗作用。抑菌类加抑菌类抗生素例如常用的红霉素加氯霉素交替静脉滴注(不要同时加入容量中静脉滴注以免降低效价),能起相加作用,而不能起协同作用。至于杀菌剂加抑菌剂,则取决于病原菌对杀菌剂的敏感度,有时抑菌剂使病原菌长期受抑制,不利杀菌剂起杀菌作用。有报道青霉素加氯霉素治疗肺炎链球菌脑膜炎的疗效,反而不及单用青霉素。

青霉素类加头孢霉素类,青霉素类或头孢霉素类加氨基糖苷类抗生素联用,是疗效肯定的治疗方案。大环内酯类抑菌类疗效不及杀菌类抗生素,但对没有细胞壁的微生物如支原体、衣原体,仍有效;而杀菌剂却无效。其他抑菌剂如磺胺类,儿科只保留复方新诺明和磺胺嘧啶(SD,用于流行性脑脊髓膜炎)。呋喃类已淘汰。喹诺酮类由于对生长软骨有损害,因此大大限制了在儿科的应用,一般仅用于 5 岁以上儿童。

要限制抗生素的常规预防性使用,坚持合理应用原则。合理性预防用药仅包括下列情况。

风湿性心脏病患儿在接受拔牙或扁桃体摘除术前后,宜肌内注射青霉素5~7 天,以预防亚急性细菌性心内膜炎(SBE);为预防溶血性链球菌感染诱发急性风湿热复发、加重心肌损害,至少每 4 周肌内注射苄星青霉素 60 万~120 万单位3~5 年,或直至青春期更好。或口服青霉素 V 钾 25~50 mg/(kg·d),一般每次 0.25 g 一片(即 40 万单位),每天 2 次亦可。

5 岁内儿童作脾切除后 2 年,为减少肺炎链球菌感染,也可长期口服青霉素。

未接种过卡介菌的婴幼儿,与肺结核患者有长期接触,新近结素或 PPD 试验阳性者;有过结核病,因其他病需长期用皮质激素者,宜口服异烟肼 10 mg/(kg·d)6~12 个月预防之。

其他如胃肠手术前后,开放性骨折等,亦可短期抗生素预防。

五、选择好药物剂型和用药途径

药物剂型和用药途径关系到药物生物利用度和药代动力学,明显影响疗效,须仔细考虑和决断。

(一)口服

药物治疗大多以口服为主,对小儿来说,溶液优于片剂、粉剂,果味溶液小儿乐意口服。含糖颗粒冲剂次于不含糖颗粒冲剂。糖衣片年长儿能整个吞服,以减少胃黏膜刺激。片剂需磨碎才能吞服,应防止片剂呛入气管窒息。拒服药者有时可改用塞肛制剂或注射。

(二)肌内注射

小儿肌肉血管丰富有利肌内注射药物吸收,但由于引起疼痛和硬结形成,故小儿普遍害怕肌内注射。青霉素钾盐较钠盐疼痛,宜避免用于肌内注射。有的单位用苯甲醇溶液稀释青霉素以减轻疼痛,但可造成肌肉刺激和纤维化,形成臀肌痉挛,此时小儿不能并腿蹲下,走路呈八字步态,故应废止苯甲醇肌内注射。

(三)皮下注射

过去许多皮下注射的药物多已改为肌内注射。预防注射仍采用皮下注射。糖尿病患儿皮下注射胰岛素宜在腹部和大腿内外侧有次序的进行。

(四)静脉注射

这是药物发挥作用最快的给药方法,重危患者最常采用。可按病情需要先后静脉推注药物,随后静脉滴注。多种药物静脉混合滴注以前,必须先了解配伍禁忌,当立即发生混浊的药物不能静脉滴注,外观虽然澄清但发生相互化学作用的药物或影响效价的药物,同样也不能应用。静脉药物制剂要求质量纯正、安全可靠,肌内注射的药物不一定能静脉注射,例如肌内注射的维生素 B$_1$静脉注射后可发生严重反应。过去国产苯巴比妥钠仅供肌内注射,目前剂制已提纯,也可静脉注射。过去青霉素多常规肌内注射,近年来有改用静脉滴注的趋势,但青霉素静脉滴注后,排泄快,半衰期仅 30~45 分钟,不利于较长时间维持有效血浓度,因此不能每天仅输滴一次,而至少 4 次,门诊患儿睡前宜口服青霉素一次,以维持血浓度。

总之,药物剂型和用药途径的选择,需根据病情轻重缓急来决定。急重期先静脉注射、静脉滴注,病情稳定后可改为肌内注射,恢复期可口服治疗。由于静脉滴注的广泛应用并坚持 3 周以上,使败血症、细菌性脑膜炎、心内膜炎等重症的治愈率大大提高。门诊患者和轻症者大多采用口服为主,应减少不必要的静脉滴注。

体腔(如胸腔、心包腔、腹腔、关节腔)的化脓性积液,可在穿刺后局部加注抗生素,以增加局部杀菌抗炎作用。脓肿穿刺或切开引流后则很少需要用局部抗生素。化脓性结膜炎、中耳炎、鼻炎有时可加用抗生素滴眼、滴耳或滴鼻。口腔溃疡、咽炎可用消毒漱口液漱口和/或喉片含口。皮肤局部感染如脓点、溃烂,消毒后可加用复方新霉素或莫匹罗星(百多邦)软膏外用。但青霉素不要外用,以防刺激发生变态反应。

六、儿童用药剂量的计算

为保证药物疗效最佳而又毒副作用最小,必须精确计算好儿童用药剂量。一般药效随剂量的递增而加大,但有一定限度,要合理计算量效关系,防止随意加大剂量。

(一)从成人剂量粗略折算小儿剂量

按我国药典规定如下:以成人剂量为 1,新生儿用成人剂量的 1/18～1/14 或按小儿体重占成人体重(50～60 kg)的几分之几,折算小儿剂量。此方法适合于全科医师或其他科医师使用。

(二)按小儿计算体重或实际体重查出小儿剂量

即按小儿计算体重或实际体重查出计算每天(或每次)、每 1 kg 体重给多少剂量。此法适合于儿科医师,但需要记忆的剂量数据较多,有时可归纳记忆,并按药物规格适当增减剂量。

(三)按小儿体表面积(m²)折算小儿剂量

小儿体表面积(BSA)(m²)是多少,可查找图 3-1:先测患儿体重和身高,然后用硬尺对准所测重和身高数据,即可从中线查出体表面积是多少。

在计算出儿童用药剂量后,还要根据病情轻重,决定用平均量、高限量或低限量。小儿药物剂量有时相差一倍,一般年龄、体重偏小,病情越重,宜用较大量;年龄偏大,病情较轻,宜用较小剂量。对新生儿、早产儿,甚至<7 天的早期新生儿、>7 天的晚期新生儿,他们的剂量还有特别的规定,可查阅新生儿病学附录表中的药物剂量。用药剂量还与药物剂型、用药途径有关。口服用全量,肌内注射可用 1/3 量,静脉注射可用 1/4 量,灌肠用双倍量。病重时有时首剂剂量可加倍,或先用一个负荷量使迅速达高峰浓度,然后用维持量,如惊厥或癫痫时使用地西泮的方法,哮喘持续状态时使用氨茶碱的方法。

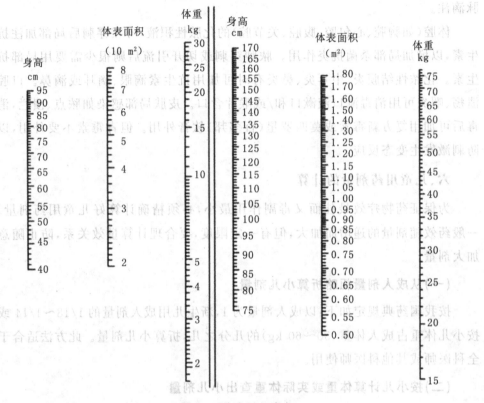

图 3-1 体表面积速查

当小儿每天剂量确定后,再确定合理的用药时间及间隔时间。一般口服药常规分 3 次服,尽可能安排在白天服,以免影响夜间睡眠。餐后服有助于减少药物刺激反应,开胃药则餐前服。婴儿宜吃奶后 1 小时服,以免吐奶。驱虫药、镇静药、抗过敏药一般睡前服。总之用药间隔视药物半衰期而定,长效、缓释剂可每天服一次。特殊药物还可参照时间药理学。

七、注意用药的个体差异性,必要时进行治疗药物监测(TDM)

由于药物遗传代谢方面的原因,因此存在药物个体差异性,故而要特别注意个体化原则。同样一个药物,由于个体不同、疾病不同、病情不同,用药剂量也会有差异,而且疗效也有差异。一般来讲,婴幼儿对吗啡耐受性小,对苯巴比妥、地西泮等耐受性大,而个别例外。药物的反应性、敏感性、耐受性不一,与药物的分布性、亲和性以及药物受体的数量、功能等,均有密切关系。例如,靶细胞糖皮质激素受体的数量少于正常的结合位点或功能失调,则对激素治疗不敏感或无效。

在药物治疗过程中,因个体肝肾功能的不同与药代动力学的差异,为确保药物的最佳疗效,有时需定期作血液药物浓度测定,以便掌握达峰时间、高峰浓度及半衰期等,这样可指导临床用药,使之监控在最佳有效浓度范围之内,既防止剂量不足,又防止剂量过大或中毒。这对治疗量与中毒量接近的药物如地高辛尤其重要。

近年来提倡地高辛缓给法,即每天给维持量(约为充量的 1/4),连续达 5 个半半衰期(5~6 天),即能达到稳态浓度 Css,有利发挥最大疗效,适合于慢性心力衰竭者。

八、注意药物反应性,监察药物不良反应(ADR)

给药后除了观察疗效正面作用外,还必须同时密切观察药物不良反应。有时用药早期疗效好,以后却产生耐受性(如地西泮类药物)而需增加剂量。有的抗生素使用初期普遍敏感,经反复应用后开始出现耐药性,这与细菌质粒耐药因子生成有关,有条件可测血中抗生素最低抑制浓度(MIC),指导选药。临床可出现任何人对任何药物出现任何反应,包括不良反应和变态反应。药物变态反应是指对较小剂量药物也发生显著反应,其中以青霉素变态反应最严重。因此任何人在注射青霉素以前必须先做皮试。以该批号青霉素稀释成 0.1 mL 含 20~50 单位的浓度,或青霉素皮试剂 2 500 单位/支,用 5 mL 生理盐水稀释后,吸 0.1 mL 做皮内注射,20 分钟后观察局部反应,如出现皮丘红肿,直径大于 1 cm 为阳性,即不能注射。有全身变态反应时,立即肌内注射 0.1% 肾上腺素0.2~0.4 mL,必要时静脉注射氢化可的松 50 mg。精制口服青霉素小儿可免做皮试。青霉素变态反应在小儿显著少于成人,新生儿因 IgE 缺乏更少过敏,7 天内新生儿肌内注射青霉素甚至可不做皮试。

个别人对特殊药物出现特异质反应。例如对大剂量氯霉素(氯胺苯醇)发生白细胞下降或再生障碍性贫血,及时停药后常可恢复;个别则为与剂量无关的不可逆再生障碍性贫血,其发生率极低,仅 1/4 万。为慎重起见欧洲已停止生产氯霉素。氯霉素最好保留用于治疗化脓性脑膜炎等个别病种。又如丙戊酸可发生特异性肝功能障碍,发生率 1/6.6 万,因此 3 岁内婴幼儿宜慎用。

国家药物在上市和临床应用以前,均经严格的 I、II、III、IV 期临床试验。即使这样也不能保证每一药物 100% 的有效和安全。随着时间的推移,用药人数的增多,常常会发现一些少见的不良反应。因此对新药、特药宜先用于成人,观察无明显毒副作用后,再试用于儿童,最后才能用于小婴儿和新生儿。

药物不良反应包括致死性不良反应,严重反应,中度反应及轻微反应4级。药物不良反应同样存在个体差异性,大多数人能耐受或无不良反应,仅少数人才有不良反应,但仍应进行不良反应观察,观察每一患者对每一种药物有无毒副作用。多种药物合用而出现毒副作用时,应查阅有关书籍,确定究竟对何种药物过敏或发生的毒副作用,以后避免之,并告知家长。

临床常见的毒副作用及其引起的药物。胃肠反应:磺胺类、红霉素类、阿司匹林、硫酸亚铁、丙戊酸、氨茶碱及抗癌药等。胃肠出血:阿司匹林、吡罗昔康、泼尼松、抗凝血剂等。肝损害:异烟肼、利福平、红霉素、甲基红霉素、乙胺嘧啶、酮康唑、环孢菌素A。肾损害:氨基糖苷类抗生素、第一代头孢环素、环孢菌素A、非那西汀等。皮疹:氨苄西林、磺胺、苯巴比妥、苯妥英。血尿:阿司匹林类、磺胺、环磷酰胺等。溶血:6-磷酸葡萄糖脱氢酶缺陷者服用磺胺、呋喃类、伯氨喹啉、非那西汀、丙磺舒、维生素K_3、K_4及接触萘等。白细胞降低:氯霉素、细胞毒药物、抗癌药等。再生障碍性贫血:氯霉素、抗癌药等。高铁血红蛋白血症:亚硝酸盐类、伯氨喹啉等。血小板减少:磺胺、吲哚美辛、抗癌药等。惊厥:氨茶碱、咖啡因、戊四氮等。良性颅内高压:四环素、维生素A,D中毒等。锥体外系症状:氯丙嗪、奋乃静、氟奋乃静、三氟拉嗪、氟哌啶醇、泰尔登、利血平、甲氧氯普胺、碘呋酮等。听神经损害:依他尼酸、呋塞米、奎宁、水杨酸、氨基糖苷类抗生素(新霉素>链霉素>卡拉霉素>庆大霉素>阿米卡星>妥布霉素>核糖霉素>小诺霉素>奈替米星)。多发性神经炎:呋喃类、异烟肼及有机磷。球后视神经炎:乙胺丁醇等。共济失调:苯妥英钠、奋乃近、苯巴比妥。精神抑郁:利血平、氯丙嗪等。多动:苯巴比妥。震颤:沙丁胺醇等。眼震:苯妥英钠、苯巴比妥等。黄疸:新生霉素、利福平、卡马西平等。牙齿黄褐斑、骨骼异常:四环素类。软骨发育障碍:氟喹诺酮类。性腺抑制:环磷酰胺、雷公藤、抗癌剂等。

总的来说,大多数患者都能耐受药物,只有少数患者或个别人对某一或几种药发生不良毒副作用。一旦发生这样或那样毒副作用,应引起医师护士注意,搞清由何种药物引起。多种药物联用时一旦出现不良反应,有时难以确定由何一药物引起。少数患者处于过敏状态时,会对多种类似药物发生过敏。当出现不良反应后应立即停用怀疑的药物,并作有关对症处理。对剥脱性皮炎更应及时抢救治疗。理想的药物既具高效、速效,又无不良反应,但这样的药物极难研制。人们普遍认为西药有不良反应,中药无不良反应,这样看是不科学的,事实上某些中药也有不良反应,如朱砂即含汞,因此要具体药物具体分析,不能一概而论。另外,在药物治疗过程中,若出现新症状,应仔细鉴别这些症状是药物引起,还是疾病本身引起,力求给家长以合理的解释。慢性病例长期服药时应定期检查症状、体征以及必要的实验室检查如肝肾功检查及血象检查等,例如抗癫痫治疗时。少数药物可致畸、致癌、致基因突变,需较长时间才能确定。

九、仔细阅读药物说明书

在使用自己不熟悉或新药特效药以前,务必先仔细阅读该药的说明书及有关医药学书刊。首先明辨药物真伪、质量,看清有无国家或省市正式药字批准文号(抑或健字号、食字号)、有无厂址、厂名,购药渠道是否正规,不合格三无药物一概不用。

其次看清药名,目前常有一药多名现象。药品名包括药典法定名、通用名、结构名以及众多国内外厂家的注册商品名或专利名。就儿科常采用的对乙酰氨基酚而言,它是药典名,通用名或结构名为醋氨酚,它的国内商品名有扑热息痛、一滴清、爱尔星、小儿退热药液、百服宁、必理通等,国外商品名有泰诺、退热净等。小儿退热栓也是它。许多感冒退热复合剂中都含有它。

对国外药名的翻译有的采用意译,有的采用音译或音意结合通俗名,目前有采用归类音译的倾向,例如霉菌产生的 mycin 译为霉素,小单胞菌产生的 micin 译为米星,kacin 译为卡星,conazole 译为康唑,oxacine 译为沙星,nidazole 译为硝唑,tidine 译为替丁,statin 译为他丁,dipine 译为地平,pril 译为普利,olol 译为洛尔,caine 译为卡因,zepine 译为西平,azepam 译为西泮,toin 译为妥因,cillin 译为西林。前缀 sulfa 译为磺胺,cef(以 f 代替 ph)译为头孢,andr 译为雄,estr 译为雌,gest 译为孕,如此等等。

另外,同一药物国内外各厂家之间,还有不同质量、不同价格的问题。我国已是抗生素生产大国,抗生素品种、质量均能满足国内需要,但目前面临国外同类产品的挑战。一般进口药、中外合资药比国产药为贵。以对乙酰氨基酚为例,国家药扑热息痛 0.5 g 两片仅 0.1 元,而进口泰诺需 15 元一瓶(15 mL),但剂量、效果相当,可见贵药不同于好药,价低不等于不好的药。

正规药物说明书应包括药名,商品名,药物成分,药物作用机制,适应证与相对禁忌证、药代动力学、剂量(包括成人与小儿)、用药途径、用法,毒副作用及其防治方法、注意事项(如注射时用注射用水、生理盐水或葡萄糖水稀释),规格,包装,储藏(如室温或冰箱中能保存多久)以及有效期等。但有时一药可多用,老药可新用,这些在说明书中就不一定能——列出了,需医师钻研、理解。

个别药属国家或某公司保密专利产品,说明书中,有时仅列出几种药名后即加"等"字而组成复方制剂,如云南白药、季德胜蛇药等。

十、开好正规处方

目前药物分两大类,一类是非处方药(国外称 OTC)即不需医师处方患者可自行到药店购买,这些药多属安全药。另一大类为处方药,即必须由合格医师开具处方、药师才能发放的药。因此医师应开好正规处方,并多开小儿规格,以免药物浪费。

正规处方包括患者姓名、年龄、性别,在 R 下写药品名(优先写药典名——中文或拉丁文或英文,仅特殊需要时才写商品名),制剂规格(多少量/片、支),分次总量;第二行写用法(sig.),每次剂量(g,mL),每天用药次数(如每天一次,每天 2 次,每天 3 次,每天 4 次,每天 5 次;或每几小时一次(如 Q4、6、8、12H)。每晚口服写 QN,睡前临时服写 H.S.,必要时写 p.r.n,睡前必要时写 s.o.s。口服时可不写,或写 p.o。餐前、餐后分别写 ac、pc,灌肠写 p.r。肌内注射写 I.m,静脉注射写 I.V,皮下注射写 H,鞘注写 I.Th。多种药物处方时按君臣佐使前后排列。长期医嘱则只开药名、剂量、用法及每天用药次数。停某种药可写 D.L,临时医嘱立即写 stat 或 st。写错的药在前面写取消。超大剂量或疗程者医师需签名负责。

开好正规处方后,还应向患者或家长讲解清楚其内容,并督促执行医嘱,防止不依从医嘱。许多慢性病需坚持长期规律服药(如肺结核、癫痫、白血病、肾病、风湿病等),不遵医嘱常常是治疗失败的原因。

医师开处方、药师发药、护士执行医嘱三个环节中,大家都要本着对患者负责的态度,切实做到"三查七对"即操作前查、操作中查、操作后查;对床号、姓名、药名、浓度、剂量、用法、时间;并注意用药后的反应。一旦有误,应立即处理,防止发生事故。

对儿科患者来讲,还应将药物放在儿童拿不到的地方,以防年幼无知的小孩误服,造成意外事故,如误服避孕药造成性早熟。改进药物包装如防服保险瓶盖有利预防小儿多服。

第三节 儿童用药的选择和用量

一、儿童传染、感染性疾病用药

(一)猩红热用药

针对溶血性链球菌首选青霉素钠盐,80 万单位,肌内注射,每天 2 次,共 5~

7天。或青霉素 V 钾 40 万单位(0.25 g),每天 2 次,口服。或青霉素 80 万单位,肌内注射;同时肌内注射苄星青霉素 120 万单位一次。青霉素过敏者改用红霉素,30 mg/(kg·d),口服 7～10 天;或角沙霉素剂量同上。也可用克林霉素。

(二)百日咳用药

首选红霉素 10 天疗程。合并肺炎者可加用氯霉素。或用阿奇霉素,干糖浆 0.1 g 或片剂 0.25 g,10 mg/(kg·d),一次口服 3～6 天。或用氨苄西林 0.1 g/(kg·d),口服或静脉注射、肌内注射,7～10 天。并用止咳剂。

(三)白喉用药

用青霉素肌内注射 10 天,白喉抗毒素 1 万～4 万单位,静脉滴注。有合并周围循环衰竭或心肌炎者,加用氢化可的松 10 mg/(kg·d),静脉滴注 5～7 天。琥珀酸盐制剂优于醇制剂。或泼尼松 1～2 mg/(kg·d),口服,1～2 周。

(四)细菌性痢疾用药

世界卫生组织(WHO)推荐首选复方新诺明(SMZco),50 mg/(kg·d),分 2 次口服,共 5 天;次选吡哌酸(P.P.A) 30 mg/(kg·d),分 3 次口服,共 5 天。或可选氧氟沙星(F.P.A) 10 mg/(kg·d),分 3 次口服,共 5 天。或选氨苄西林 50～100 mg/(kg·d),分 4 次口服,共 5 天。

近年来痢疾杆菌耐药菌株不断上升,有时需二、三联用药,疗程延至 10 天。也可根据敏试选药,如庆大霉素 4～5 mg[4 000～5 000 U/(kg·d)],肌内注射;或 8～10 mg[8 000～10 000 U/(kg·d)]口服。或第 2、3 代头孢霉素等。慢性菌痢偶加药物灌肠。

中毒性菌痢还应给抗惊厥、解毒、抗休克及防治中枢性呼吸衰竭治疗。

(五)伤寒用药

大多仍首选氯霉素,50～100 mg/(kg·d),口服或静脉滴注,10 天疗程。为防止复发连续或间隙几天后,再用半量 7 天。对白细胞<$3.0×10^9$/L者,可改用复方新诺明,或氨苄青霉素、或阿米卡星 5～7.5 mg/(kg·d),分 2 次肌内注射,1～2 周。有严重中毒症状、高热不退、心肌炎者,可辅以皮质激素治疗 5～7 天。年长儿可改用氧氟沙星。少数对多药耐药者,还可改用美西林 50～100 mg/(kg·d)或头孢哌酮 50～100 mg/(kg·d),静脉滴注。

沙门氏菌属感染用药基本同伤寒,鼠伤寒沙门氏菌肠炎治疗常用庆大霉素、氨苄西林、氧氟沙星等。有人认为沙门氏菌肠炎不一定用药,或视具体情况而定。

(六)流行性脑脊髓膜炎用药

过去首选磺胺嘧啶(SD)0.2 g/(kg·d),静脉注射5天,同用碳酸氢钠以防血尿。由于耐药菌株的出现,目前可改用青霉素5天。暴发型须抗休克及防治中毒性脑病。

(七)淋病用药

近年来儿童偶被淋病感染,可用青霉素治疗10天。对耐药菌株淋病可改用头孢三嗪或头孢哌酮钠0.5 g一次肌内注射,或头孢克肟0.2 g一次口服;也可肌内注射奇霉素0.5～1 g一次。或氧氟沙星,奈替米星。

(八)破伤风用药

给青霉素肌内注射或静脉注射10天,抗破伤风球蛋白500～300单位肌内注射一次。给止痉剂控制在完全止痉而又不抑制呼吸为原则,常选用地西泮每次0.3～0.5 mg/kg,静脉缓慢静脉注射(过快易引起婴儿、新生儿呼吸暂停或骤停);同时或交替静脉注射苯巴比妥钠每次10 mg/kg,新生儿可增至每次20 mg/kg。无效时还可加用氯丙嗪和异丙嗪每次各1 mg/kg静脉注射。或临时加用水合氯醛每次5～10 mL灌肠或副醛每次0.15 mL/kg灌肠。破伤风抗毒素(TAT)1万～4万单位静脉滴注,脐周也可注射3 000单位。另外营养支持疗法也很重要,必要时做气管切开及静脉麻醉(如异戊巴比妥钠每次1～3 mg/kg,利多卡因每次1 mg/kg)。总之病死率高,育龄妇女或妊娠4～6个月时(或分娩前4周)连续肌内注射破伤风类毒素3针,有利预防新生儿破伤风。

(九)金黄色葡萄球菌败血症用药

首选大剂量青霉素(1 000～2 000万单位/天)加苯唑西林0.1～0.2 g/(kg·d)这类半合成耐酶青霉素,其他尚有氯唑西林、氟氯唑西林剂量均0.1～0.2 g/(kg·d),静脉滴注4～6周。对青霉素耐药菌株改用苯唑西林加第一代头孢霉素,如头孢噻吩钠、头孢唑林钠、头孢拉定等,剂量均0.05～0.1 g/(kg·d)静脉滴注。或者氯唑西林或第一代头孢霉素加氨基糖苷类抗生素,如庆大霉素、卡拉霉素15 mg/(kg·d),分2次肌内注射、阿米卡星、小诺霉素3～4 mg/(kg·d)或奈替米星6～8 mg/(kg·d)静脉滴注。

轻、中型病例可选红霉素加氯霉素交替静脉滴注;或加克林霉10～30 mg/(kg·d)或林可霉素30～60 mg/(kg·d)静脉注射。克林霉素、林可霉素由于骨髓内分布浓度高,适合骨髓炎时应用。肝脓肿时可选用利福平20～30 mg/(kg·d)口服,因它有肠肝循环,肝和胆汁中浓度高。

最严重病例如合并急性感染性心内膜炎、化脓性脑膜炎等,两联杀菌剂无效时,最后可加用极少耐药的万古霉素 20～40 mg/(kg·d)静脉滴注或去甲基万古霉素 40 mg/(kg·d)静脉滴注。或者伊米配能与西拉司丁复合剂即泰能,每次 15 mg/kg,每 6 小时一次静脉滴注,它们对革兰染色阳性(包括金葡)和阴性菌(包括厌氧菌)均有杀菌作用,但价格昂贵,宜保留应用。

金葡脑膜炎过去经常用杆菌肽 1 000 U/(kg·d)肌内注射加鞘内注射(5 000～10 000 单位/次),曾治愈了不少病例。

过去也曾用新生霉素 20～40 mg/(kg·d)静脉滴注治愈过金葡败血症,但不要用于新生儿。

近年来还用喹诺酮类广谱抑菌剂治疗金葡感染,如诺氟沙星 10 mg/(kg·d)、环丙沙星 10 mg/(kg·d)或倍氟沙星 10 mg/(kg·d)静脉滴注,治疗年长儿病例。

(十)溶血性链球菌感染用药

A 族 β 溶链对磺胺已产生耐药性,但对青霉素一直敏感,应首选并疗程 10 天以达根治,并初级预防风湿热和肾炎。

B 族溶链(GBS)多见于新生儿、小婴儿感染,可选用青霉素、对少数耐药菌株剂量宜增至200 000 U/(kg·d),静脉滴注 10～14 天。无效可改头孢霉素类或大环内酯类。

(十一)肺炎链球菌感染用药

首选青霉素,对大叶性肺炎、支气管肺炎可用中度量(240 万～480 万单位/天)7～10 天。对化脓性脑膜炎剂量增至 200 000 U/(kg·d),疗程 3 周以上。目前已有 10% 的菌株对青霉素耐药,可改用氯霉素静脉滴注 3 周以上。

对青霉素过敏的一般病例,可改用大环内酯类。

(十二)大肠埃希菌感染用药

首选广谱青霉素如氨苄西林 0.1～0.2 g/(kg·d)、阿莫西林 0.1～0.2 g/(kg·d)静脉滴注或口服。由于耐药菌株的不断出现,可改选第二、三代头孢霉素,如二代的头孢呋辛 0.05～0.1 g/(kg·d)头孢克罗 20～40 mg/(kg·d),或三代的头孢哌唑酮、头孢噻肟、头孢三嗪、头孢他定等,均 0.05～0.1 g/(kg·d)静脉滴注,化脓性脑膜炎还可加倍。也可广谱青霉素加二或三代头孢霉素;亦可用阿米卡星、小诺霉素。无效病例还可选用利福平,多肽类抗生素(如粘菌素 20 000～30 000 U/(kg·d)肌内注射,或多粘菌素 B 10 000～20 000 U/(kg·d)肌内注射以及氟喹诺酮制剂。

(十三)绿脓杆菌感染用药

首选羧苄西林 0.2～0.3 g/(kg·d)静脉滴注或磺苄西林 0.1～0.2 g/(kg·d)静脉滴注加妥布霉素 3 mg/(kg·d)或加第三代头孢霉素。对羧苄或磺苄西林耐药者可改为哌拉西林或呋苄西林或羧茚苄西林等,剂量相同。

(十四)流感嗜血杆菌感染用药

首选氨苄西林或氯霉素静脉注射,轻者可选头孢克罗或阿奇霉素或罗红霉素口服。

(十五)Lister(L)型细菌感染用药

金葡菌、大肠埃希菌等在接触杀菌剂后可转变为 L 型细菌(即细胞壁缺陷型),可改用抑制细菌细胞浆内蛋白质合成的抗生素如大环内酯、氯霉素、四环素、林可霉素等。

(十六)厌氧菌感染用药

首选甲硝唑 20～40 mg/(kg·d)静脉滴注或口服。或用替硝唑 20 mg/(kg·d)口服。疗程均 7～10 天。另外青霉素类、三代头孢霉素类、林可霉素、利福平等亦有效。

综上所述,儿科细菌性感染是常见病、多发病,应选好用好抗生素。青霉素对革兰阳性球菌、杆菌、钩端螺旋体、梅毒螺旋体等均有效。耐酶半合成青霉素主要用于耐药金葡菌。广谱青霉素用于革兰阴性菌。第一代头孢霉素对革兰阳性菌杀灭作用大于对革兰阴性菌;第二代则相反,第三代亦同且对厌氧菌有效。氨基糖苷类对革兰阴性菌优于阳性菌。大环内酯类对革兰阳性菌,百日咳、流感嗜血杆菌,空肠弯曲菌,幽门螺杆菌、嗜军团病(均革兰阴性菌)、厌氧菌、衣原体,支原体以及弓形体等均有抑制作用。最常采用的是红霉素,其次是麦迪霉素、螺旋霉素、乙酰麦迪霉素、交沙霉素等。这类药物均 30 mg/(kg·d)口服。新品种尚有罗红霉素 5 mg/(kg·d),阿奇霉素 10 mg/(kg·d)3 天疗程可维持组织浓度 10 天,地红霉素以及甲基红霉素(克拉霉素)等。静脉滴注剂有白霉素 30 mg/(kg·d)。总之,选药最好参看敏试且疗程充足。

(十七)真菌感染用药

白色念珠菌浅部感染首选制霉素 50 000～100 000 U/(kg·d)或 100 万～200 万单位/天口服,或 10 万单位/克甘油外用。或选克霉唑 30～60 mg/(kg·d)

口服或 1.5％溶液或软膏外用。

深部霉菌病如毛霉菌、曲菌、新隐球菌等,首选咪唑类药,如氟康唑 3～6 mg/(kg·d),静脉滴注或口服,伊曲康唑或益康唑 3～5 mg/(kg·d)口服,咪康唑 20～40 mg/(kg·d)静脉滴注等。次选 5-氟胞嘧啶(5-Fc)0.05～0.1 mg/(kg·d),口服。必要时才选毒性大的两性霉素。

(十八)病毒感染用药

总的来说病毒感染无特效药,基本靠机体免疫力战胜疾病。重型病毒感染可考虑用阿昔洛韦(无环鸟苷):20 mg/(kg·d)静脉滴注 7 天;或 3～6 mg/(kg·d)口服 10 天。同类药尚有更昔洛韦 5～10 mg/(kg·d)静脉滴注。可用于单纯疱疹脑炎,重型水痘-带状病毒、EB 病毒等 DNA 病毒感染。阿糖腺苷:10 mg/(kg·d),静脉滴注 7～10 天。可用于病毒性脑炎等。碘苷:50～100 mg/(kg·d)静脉滴注 5 天。可用于病毒性脑炎、单纯病毒脑炎等 DNA 病毒感染。三氮唑核苷(利巴韦林、病毒唑):10～15 mg/(kg·d)静脉滴注 5～7 天,可用于呼吸道合胞病毒、腺病毒肺炎等。金刚烷胺:3～5 mg/(kg·d),口服 7 天,可用于流感、副流感。干扰素:100 万单位/次,肌内注射,3～7 次,每天 1 次。为广谱抗病毒制剂,可用于重型病毒性肝炎、脑炎、肺炎、心肌炎、传染性单核细胞增多症、肠炎、水痘、流行性腮腺炎、麻疹以及婴儿肝炎综合征等。有口服制剂。

(十九)其他微生物感染用药

1.支原体、衣原体感染

可选红霉素等大环内酯类抗生素作为有效的治疗选项。年长儿可用四环素 25 mg/(kg·d)静脉滴注或 20～40 mg/(kg·d)口服 7 天。

2.弓形体病

一般不需药物治疗,重型可用复方新诺明或磺胺嘧啶加乙胺嘧啶 1 mg/(kg·d)口服;螺旋霉素、罗红霉素、阿奇霉素等亦有效,疗程 7～10 天;另可加叶酸。

3.钩端螺旋体病

首选青霉素 7～10 天。

4.梅毒

苄星青霉素 120～240 万单位一次肌内注射。年长儿可用四环素 0.25 g,每天 4 次共 14 天;或多西环素(强力霉素)50 mg,每天 2 次共 14 天。

5.阿米巴痢疾

首选甲硝唑 30 mg/(kg·d),8～10 天口服。或去氢依米丁 1 mg/(kg·d)

皮下注射 1~5 天。或氯喹 10 mg/(kg·d)口服 2~3 周或 25 mg/(kg·d)3 天。便血多者还可辅以云南白药 0.3 g,每天 3 次口服。

6.疟疾

发作期控制症状用氯喹 10 mg/kg 一次,6 小时后,18 小时后,24 小时后各用 5 mg/kg 共 4 剂。或奎宁 10 mg/kg,每 8 小时一次,3~7 天。防复发再用伯氨喹 0.25 mg/(kg·d) 14 天。对耐药者还可选青蒿素 15 mg/(kg·d)口服或肌内注射 3~5 天。乙胺嘧啶 25 mg 与周效磺胺每片 0.5 g,1/2~1 片,可起预防作用。

(二十)结核病用药

治疗原则是早期、规律、联用、适量、全程。近年来提倡短程(6~9 个月)督导化疗(DOTS),如 2HRZ/4HR(2 个月 INH、RFP、PZA/4 个月 INH,RFP);或 2SHRZ/4HR;2EHRZ/4HR;2HRZ/4H$_3$R$_3$;若无 PZA,则延至 9 个月。剂量:异烟肼(INH):10~20 mg/(kg·d)。利福平(RFP):10~15 mg/(kg·d)。吡嗪酰胺(PZA):20~30 mg/(kg·d)。链霉素(SM):20 mg/(kg·d),肌内注射。乙胺丁醇(EMB):15~20 mg/(kg·d)。对氨基水杨酸(PAS):0.2~0.3 g/(kg·d)。

过去对肺结核经常用老三联 INH、SM、PAS 一年疗程。目前对耐药性结核常用新三联 INH、RFP、EMB 一年疗程。对粟粒性结核、结核性脑膜炎等疗程宜 2 年以上。有时还辅以皮质激素 6~8 周。

目前还有抗结核药组合剂如卫肺特,每片含 RFP 0.12 g,INH 0.08 g,PZA 0.25 g;卫肺宁(每片含 RFP 0.15/0.3,INH 0.1/0.15);及结核清 INH、PAS 化学结合剂,10~20 mg/(kg·d),每片 0.1 g,2~4 片/10(kg·d)口服。复合剂服用方便,避免药物耐药,改善患者依从性。

二、儿童寄生虫病用药

(一)肠蛔虫、蛲虫、鞭虫、钩虫

选用甲苯咪唑 4 岁以上每次 0.2 g,4 岁以下每次 0.1 g 顿服 1~3 次;或 0.3 g 顿服,0.1 g 每天一次共 3 日。或选阿苯哒唑 4 岁以上每次 0.2 g,4 岁以下每次 0.1 g,顿服 1~3 次。或噻嘧啶 10 mg/kg 顿服,哌嗪 0.15 g/(kg·d),1~2 天口服驱蛔虫;75 mg/(kg·d)连服 7 日驱蛲虫或吡维氯铵每次 5 mg/kg。

(二)绦虫

甲苯哒唑 0.1 g/kg,1 日 2 次共 3 天;或阿苯哒唑 15~20 mg/(kg·d)连服

10 天;或氯硝柳胺 0.5～1.0 g 顿服。

(三)肺吸虫病、肝吸虫病、血吸虫病

服吡喹酮每次 10～15 mg/kg，1 日 3 次，2～3 天。脑囊虫病延至 6～9 天。

(四)梨形鞭毛虫病、滴虫病

甲硝唑 30 mg/(kg·d)，8～10 天。或替硝唑 1 g/d，连服 3 天。

(五)黑热病

葡萄糖酸锑钠 20～40 mg/(kg·d)，静脉注射，6 天疗程。或戊烷脒 3～5 mg/(kg·d)，静脉滴注，15～20 天。

三、儿童呼吸道疾病用药

(一)上呼吸道感染(感冒)用药

上感 90% 由病毒引起，不需要用抗生素，使用抗生素既不能减轻病情，缩短病程，也不能预防肺炎、中耳炎等并发症。治疗以清热、解毒中草药为主，代表方剂为银翘解毒丸(散)加减，可辨症施治。另可加板蓝根、大青叶、穿心莲、柴胡、银花、连翘、黄芩、鱼腥草等有抗病毒作用的药物。国内有众多感冒类中成药如小儿清热解毒冲剂(清瘟败毒饮加减)、银黄冲剂、抗病毒冲剂、银柴冲剂、热速清、清咽冲剂、清肺冲剂、咳喘宁、咳感康、夏桑菊、小青龙冲剂等，可选择 1～2 种服用。也可用柴胡、穿琥宁、板蓝根或鱼腥草肌内注射。或蜂蜜淡茶口服即可。另需继续母乳喂养、家庭护理。大多 7 天内自愈。

上感发热(37.5～38.4 ℃腋温)系生理性保护反应，不必用退热剂。当腋温 ≥38.5 ℃时为高热，因 10% 的婴幼儿会发生热性惊厥(FC)，故应给予退热剂。在众多退热剂中，WHO 推荐首选对乙酰氨基酚(每次 10～15 mg/kg 口服，每 4～6 小时一次，直至腋温 <38.5 ℃)，它退热疗效好，但止痛作用不强，不会诱发 Reye 综合征。不能口服者可用小儿退热栓(每个 0.15 g)塞肛。许多感冒复合剂中均食有此药，如力克舒、感冒灵、帕尔克、快克等。对乙酰氨基酚一般无不良反应，当服药过量，血药浓度 >400 mg/L 时可发生肝脏损害；>1.5 g/L 可致死。应给 N-乙酰半胱氨酸 0.14 g/kg(立即)，以后 70 mg/kg，每 4 小时一次，共 4～18 剂用以解毒。

退热剂次选安乃近每次 10 mg/kg，口服或肌内注射，有时出汗多。不宜合谷穴位注射，以免虎口扩张障碍影响握笔写字功能。

其他还可选阿司匹林(Aspirin 或水溶性泡腾片巴米尔 bamyl)，小儿 APC，阿

司匹林赖氨酸,阿司匹林精氨酸、布洛芬以及吲哚美辛等,剂量均每次 10 mg/kg,口服。贝诺酯为阿司匹林与对乙酰氨基酚的酯化物,胃肠刺激小,其商品名为平儿热痛 50 mg/(kg·d)可用于儿科。

感冒咳嗽可用一般止咳药,例如复方甘草合剂即棕色合剂甲号(含氯化铵而不含鸦片),每次 3～10 mL,每天 3 次。或每片 0.3 g。WHO 不主张用镇咳剂如鸦片、吗啡类中枢镇吐剂及可待因等(联邦止咳露中含有可待因)。慎用美沙芬(美可糖浆中含有)。

(二)肺炎用药

对轻型肺炎 WHO 推荐用普鲁卡因青霉素 20 万～40 万单位,每天肌内注射一次;或复方新诺明 0.12 g,0.24 g,0.48 g,每天口服两次;或阿莫西林 45 mg/(kg·d)分 3 次口服;或氨苄西林 200 mg/(kg·d)分 4 次口服,均 5 天疗程。分别用于<2 个月小婴儿、2～12 个月婴儿及 12 个月婴儿至 5 岁儿童三个年龄组。WHO 还认为急性支气管炎亦可不用上述治疗,重型支气管炎才用(实际上国内未这样做),并辅以止咳化痰制剂。

对重型肺炎应住院治疗。由于在发展中国家肺炎以细菌性肺炎为主,其中肺炎链球菌、流感嗜血杆菌及金葡菌占 55% 以上,故肺炎应常规用抗生素治疗。可选青霉素 80 万～100 万单位/次;5 岁以下可选氨苄西林 0.1 g/(kg·d);金葡菌肺炎选苯唑西林 0.1 g/(kg·d)。重者青霉素二联应用。为增大抗菌谱有时氨苄西林、苯唑西林联用。或氨苄西林与氯唑西林联合。为此还可联用 β-内酰胺酶抑制剂,如安灭菌(安美汀:阿莫西林加棒酸),舒氨西林(氨苄西林加舒巴坦);或特美汀(替卡西林加棒酸);或哌拉西林加它唑巴坦等。重型肺炎还可用青霉素类或头孢霉素类加氨基糖苷类抗生素联用。

头孢克罗(2 代)、头孢克肟(3 代),罗红霉素、阿奇霉素等口服方便,适合儿科应用,后二者更适合支原体肺炎、衣原体肺炎。

卡氏肺囊虫肺炎选复方新诺明 0.1 g/(kg·d)和戊烷脒 4 mg/(kg·d)联服 2 周。

毛细支气管炎可归入肺炎之内,大多为呼吸道合胞病毒(RSV)引起,首选三氮唑核苷 0.1 g 静脉滴注,每天 2 次,共 5～7 天;或加雾化吸入 50～100 mg 一次。重者还可用干扰素 5～7 天。

肺炎患者常合并抗利尿激素分泌过多,形成 SIADH,故一般病例不需输液。但高热、呼吸增快,可致呼吸道干燥,此时缓慢静脉滴注有好处,也有利给药。输入量<80 mL/(kg·d),其中食钠液占 1/4。输液量过大过快可促发肺水肿

重型肺炎可否合并循环负荷过重和心力衰竭,一直存在争论。主张可合并心力衰竭者,推荐用酚妥拉明每次 0.3～0.5 mg/kg 静脉滴注,这类 α 受体阻滞剂可扩张小动脉等,使肺动脉压力减低、右心室负荷降低,改善心功。无效还可慎用西地兰。有条件时吸入一氧化氮(NO)混合氧气更好。但药物扩张剂应用后,血流可从通气好的肺泡外,转移到通气差的肺泡内,进而破坏已建立的代偿,使通气/血流比失衡加重,血气恶化,因而认为用酚妥拉明应十分慎重。如在酚妥拉明基础上,再加用多巴胺每次 0.3～0.5 mg/kg 静脉注射,则半数可发生气促、面色苍白、发绀等不良反应,因此更要严格掌握,最好不用。抢救重点应针对缺氧和改善通气、换气。

(三)哮喘用药

1.急性哮喘发作期用药

应针对变应原激发的气道高反应所致支气管黏膜肿胀、痰液堵塞及平滑肌痉挛,使用 β_2 兴奋支气管扩张剂和皮质激素类。例如,沙丁胺醇:每次 0.1～0.15 mg/kg,一般每次 1.2 mg 口服。或 0.2% 气雾剂吸入,1～2 揿/次。特布他林:0.65 mg/kg·d,或每次 1.25 mg 口服。或气雾剂吸入。普鲁卡地鲁:每次 12.5 µg 口服,日 2 次。次选色甘酸钠(每次 10～20 mg)口服。或气雾吸入每次 2～4 mg。或干粉喷雾吸入。严重哮喘或哮喘持续状态,可皮下注射 0.1% 肾上腺素 0.2～0.4 mL(需稀释 10 倍)。或氨茶碱 5～6 mg/kg 首剂负荷量静脉注射,以后每次 1～3 mg/kg 静脉滴注维持。必要时还可加氢化可的松 10 mg/(kg·d)静脉滴注。有感染时抗感染治疗,但不一定常规用抗生素。对过敏性支气管炎症主要靠用皮质激素,并以丙酸氯倍米松气雾剂为首选,以减少激素全身不良反应。慎用泼尼松长期口服。

综上所述,目前推荐沙丁胺醇(或特布他林)、色甘酸二钠及氯倍米松 3 种气雾剂交替吸入,每天各 2 次,共 3～6 个月疗程。5 岁以上儿童大多可学会正确吸入的方法,也可借气罐或塑料气囊帮助吸入。

2.哮喘发作间期用药

哮喘是易于复发的慢性呼吸道炎症疾病,发作间期要作变应原皮试,确定变态反应原,并尽力避免接触和控制一切可能的触发因素,施以脱敏疗法及家庭管理。同时长期口服酮替芬(1～2 mg/d)以抗过敏;或增强免疫治疗。个别儿童慢性咳嗽而无哮喘多属变应性或变异性咳嗽(包括在哮喘之内,也可按哮喘处理),有报道溴化异丙托品吸入疗效好。

(四)反复呼吸道感染用药

反复呼吸道感染常需免疫调节剂用药,如左旋咪唑:1 mg/kg·d,口服。多抗甲素:5～10 mg/d,口服。卡慢舒:5～10 mL,日3次口服。胸腺素或胸腺肽:5毫克/次,肌内注射,每周2次。转移因子:2 mL,淋巴结附近皮下注射,每周2次。卡介苗(BCG)或卡介苗素:0.5～1 mL,皮下注射,每周2次。免疫核糖核酸:2～3毫克/次,皮下注射,每周2次。聚肌胞(polyI∶C):每次1 mg,肌内注射,每天2次,共5天,以诱导体内产生干扰素。克雷伯(Kleb)氏肺炎杆菌糖蛋白(必思添)1 mg,每天服一次,每月服8天。白介素-2:10 000 U/(kg·d),肌内注射,5天疗程。槐耳:每天服一包。唯尔本卡提素:0.5 g,肌内注射,每周2次。丙种球蛋白:静脉免疫球蛋白(IVIG)每支2.5 g疗效优于肌内注射丙种球蛋白。干扰素:100万单位一次肌内注射疗效优于10～20万肌内注射,也优于口服干扰素制剂。或1万单位吸入。

以上免疫疗法多需用3～6个月疗程。先天性低丙种球蛋白血症者还需每4周输注一次丙种球蛋白,直至维持抗感染水平。同时宜补充维生素A制剂。反复呼吸道感染有时还与缺锌有关,可补充葡萄糖酸锌10 mg/d。

四、儿童消化系统疾病用药

儿童最常见的消化系统疾病是婴幼儿腹泻病(DD)。WHO制定的治疗原则是继续母乳喂养患儿,补充较多的液体,每次腹泻后补100～200 mL口服补盐液(ORS)。最初4～6小时内需补足500～1 000 mL,以纠正脱水。中、重度以上静脉给0.9%氯化钠∶1.4%碳酸氢钠2∶1液20 mL/kg,于30～60分钟后快速输入;以后80 mL/kg 4∶3∶2的2/3张液或2∶3∶1的1/2张液于5～6小时内输入。总之先盐后糖,先浓后淡,先快后慢,见尿补钾,氯化钾0.3 g/(kg·d)稀释成0.3%浓度输入,速度<1 g/h,惊厥补钙,1%葡萄糖酸钙10 mL稀释成1%浓度输入,以及震颤补镁,25%硫酸镁每次0.1 mL/kg肌内注射,每6小时一次共4次。每天输液量150～180 mL/(kg·d)。

由于急性水样便腹泻患儿大多为病毒(如轮状病毒、肠病毒)或产肠毒素细菌(如致病性大肠埃希菌-ETEC)感染,因此一般不用抗生素治疗。对菌痢需用抗生素,霍乱、副霍乱用氯霉素、黄连素、四环素、氧氟沙星等。假膜性肠炎宜用万古霉素以对抗难辨梭状芽胞杆菌和金葡菌。空肠弯曲菌肠炎可用红霉素、庆大霉素。鼠伤寒沙门氏菌肠炎用氨苄西林、庆大霉素等。病毒性肠炎可试用丙种球蛋白0.1～0.3 g/kg口服。

对恢复期患儿或迁延型、慢性病例,需注意营养支持疗法,以免营养不良-腹泻恶性循环。但一般不用止泻药,可用肠黏膜保护剂,如硅酸铝镁制剂双八面体蒙脱石,即思密达1.5~3 g一次,加入50 mL ORS液中口服,以吸附肠内病原微生物及其毒素,增强微绒毛屏障作用。恢复期还可应用益生素以扶植正常菌群即微生态疗法。如乳酶生(含乳酸杆菌),回春生(含嗜酸乳酸杆菌、双歧杆菌、粪链球菌),培菲康(含双歧杆菌),力多尔(含乳酸杆菌),乐托尔(含嗜酸乳酸杆菌),整肠生(含乳酸杆菌),促菌生(含蜡样芽胞杆菌),佳士康(含粪肠球菌),双歧三联活菌胶囊或三株口服液(含乳酸杆菌、双歧杆菌、粪链球菌),巨五株活菌胶囊以及妈咪爱(含乳酸杆菌,双歧杆菌及枯草杆菌)等。

腹泻、营养不良患儿还可适当补充复方氨基酸脂肪乳及多种维生素、微量元素制剂,以帮助改善营养状况和支持身体恢复。如维生素A、D、E、K、B_1、B_2、B_6、叶酸、B_{12}、C和Zn、Fe、Cu、Ca等,新复合制剂有21金维他,金施尔康,安尔康,善存,九维他,宝立康,滴滴宝,智多星等。

五、儿童心血管病用药

(一)心力衰竭用药

首先强调休息、镇静,急性者首选去乙酰毛花苷即西地兰,过去用量偏大,中毒反应多,目前<2岁0.04 mg/kg,>2岁0.03 mg/kg,首剂1/2量,1/4量每4~6小时各一次静脉注射。必要时12小时后还可用维持量(即1/4量)。毒毛旋花子苷K(0.007 5 mg/kg一次静脉注射)已明显少用了。中度心力衰竭常用地高辛口服,剂量同西地兰。慢性心力衰竭可用缓给法,即每天分2次给1/4量。给强心剂时宜常规给氯化钾1~3 g/d,避免4~6小时内同时静脉注射葡萄糖酸钙。

心力衰竭需给利尿剂,儿科常用呋塞米(每次1 mg/kg,静脉注射,肌内注射或口服);氢氯噻嗪(1 mg/kg,每天2次口服);螺内酯(0.5 mg/kg,1日3次)。严重病例才用丁尿胺即布美他尼(0.015 mg/kg,每天一次口服或肌内注射)。无效时还可用能量合剂(ATP 20 mg,辅酶A50单位,细胞色素C 15 mg,胰岛素4~8单位,以及氯化钾加入10%葡萄糖液中静脉滴注)。有人认为ATP不能透入细胞膜,实际疗效差。新近还用1,6-二磷酸果糖FDP 5 g加入10%葡萄糖50 mL中静脉滴注,改善糖能量代谢。

近年来推荐用血管扩张剂以减少心脏前、后负荷来治疗心力衰竭,例如酚妥拉明:每次0.3~0.5 mg/kg,静脉注射或静脉滴注。多巴胺或多巴酚丁胺:一支分别20 mg、250 mg加入葡萄糖液中静脉滴注,分别为0.5~1 μg/(kg·min)和

$5\sim10~\mu g/(kg\cdot min)$。也可用洛尔类 β 阻滞剂。

(二)心律失常用药

处理心律失常原因,对症状明显者才应用抗心律失常剂,例如钠通道阻滞剂(膜稳定剂):奎尼丁每次 5 mg/kg,每 2 小时一次共 5 次,利多卡因每次 $1\sim2~mg/kg$ 静脉注射,静脉滴注),普罗帕酮每次 $5\sim7~mg/kg$ 口服,恩卡胺 $2\sim7.5~mg/(kg\cdot d)$ 口服;或 $0.05\sim0.1~g/(m^2\cdot d)$ 静脉滴注。β-肾上腺能阻滞剂:普萘洛 $(1\sim2~mg/(kg\cdot d)$ 口服或每次 $0.05\sim0.1~mg/kg$ 静脉注射等洛尔制剂。钾通道阻滞剂:胺碘酮每次 4 mg/kg,日 3 次口服。溴苄铵每次 $2\sim3~mg/kg$,日 3 次口服或静脉注射。钙通道阻滞剂:维拉帕米 $2\sim7~mg/(kg\cdot d)$ 口服,每次 $0.1\sim0.15~mg/kg$,静脉注射。硝苯地平每次 $2.5\sim5~mg$。

总之,抗心律失常药宜小心慎用,特别是静脉注射时,因它本身也可致心律失常,甚至猝死。

(三)抗休克用药

微循环痉挛期宜用血管扩张剂,如酚妥拉明、多巴胺或异丙肾上腺素(1 mg加入 200 mL 中静脉滴注)或用胆碱能阻滞剂——山莨菪碱每次 $0.3\sim2~mg/kg$ 静脉注射、东莨菪碱每次 $0.3\sim0.5~mg/kg$ 静脉注射。强调早期扩容、纠酸并用皮质激素。

微循环扩张期、衰竭期宜加用血管收缩剂,如间羟胺每次 $0.1\sim0.2~mg/kg$,或去甲肾上腺素 1 mg 加入 $250\sim500~mL$ 中静脉滴注。有弥散性血管内凝血(DIC)时适时用肝素钠 $100\sim120$ 单位/(千克·次),静脉滴注或低分子肝素(LMWH)以及抗纤溶止血剂,如氨基己酸每次 0.1 g/kg 静脉滴注,氨甲苯酸每次PAMBA 0.1 g,静脉滴注等。

(四)风湿热用药

1.关节炎

水杨酸钠(镁)$0.1~g/(kg\cdot d)$ 口服,一周后减至 $0.07~g/(kg\cdot d)$,维持 $3\sim4$ 周。

2.心肌炎

同上,维持 $6\sim8$ 周。如心脏扩大有发展,改用泼尼松。

3.心脏炎

泼尼松 $2~mg/(kg\cdot d)$ 口服 $2\sim4$ 周后,加服水杨酸,维持 $6\sim12$ 周。或用长疗程法:40 mg/d 3 周,30 mg/d 2 周,20 mg/d 2 周,15 mg/d 2 周,10 mg/d 2 周,

5 mg/d 1 周,总共 12 周。维持量可隔天晨口服一次或每周服 3 天停 4 天,有利减少皮质抑制不良反应。

(五)类风湿病用药

全身型可参考以上治疗方案用泼尼松。

关节型主要用非类固醇抗炎药(NSAIDs),首选萘普生 10～20 mg/(kg·d)口服或栓剂;次选阿司匹林、布洛芬 30～50 mg/(kg·d)、酮洛芬 3～5 mg/(kg·d),吲哚美辛 1～3 mg/(kg·d)双氯芬酸钠等。

(六)川崎病用药

首选丙种球蛋白 2 g/kg 一次静脉滴注;或分为 3～5 日静脉滴注完。次选阿司匹林 0.05～0.1 g/(kg·d)口服 2 周,以后 5～10 mg/(kg·d)6～8 周,最后 3 mg/(kg·d)6 个月。

六、儿童泌尿系统疾病用药

(一)肾病综合征用药

首选泼尼松 2 mg/(kg·d)(<60 mg/d)4 周,蛋白尿消失者改为 1.5 mg/(kg·d)4 周,以后减为 1 mg/(kg·d)每天或隔天顿服 4 周,总疗程 12 周。并辅中药。

泼尼松无效者,甲基泼尼松龙 20～30 mg/(kg·d)静脉滴注,每天一次共 3～5 次;或以地塞米松 2 mg/(kg·d)代替。仍无效可用环磷酰胺 2～3 mg/(kg·d)口服 8 周或 8 mg/(kg·d)静脉滴注每周一次,4～8 周。或苯丁酸氮芥 0.2 mg/(kg·d)口服 8 周。或硫唑嘌呤 2～3 mg/(kg·d),8～12 周。环胞霉素 A 待试用。

针对低蛋白血症可给人血清蛋白每次 2.5 g 静脉滴注 3～5 次。或暂以右旋糖酐-40 25 mL/(kg·d)静脉滴注代之。依那普利或苯那普利 5～10 mg 日 2 次口服,有降血压和消蛋白尿作用。

(二)肾小球肾炎用药

急性肾炎需用青霉素 10 天,有高血压者给血管紧张素转化酶抑制剂降压,如卡托普利 1～5 mg/(kg·d)口服,或其他普利类制剂。必要时给硝普钠 5～10 mg 加入葡萄糖液 100～200 mL 中静脉滴注或二氯嗪每次 3～5 mg 静脉滴注。氢氯噻嗪、苄氟噻嗪 0.4 mg/(kg·d)亦可用。

循环负荷过重、少尿者,给利尿合剂酚妥拉明 0.3 mg/kg,多巴胺 0.3 mg/kg,呋塞米 2～3 mg/kg 加入葡萄糖 100 mL 中静脉滴注,无效时再给西地兰。有急性肾功衰竭者按水、电解质、酸碱平衡治疗。

(三)泌尿道感染用药

大多为大肠埃希菌引起,可给氨苄西林、氧氟沙星、磺胺等治疗 1~2 周。复发者延长疗程。

七、儿童神经系统疾病用药

(一)化脓性脑膜炎用药

目前主张首选第二、三代头孢霉素如头孢二嗪、或头孢哌酮 0.2~0.3 g/(kg·d)静脉滴注,待确立病原菌及敏试后,再改药,疗程 3 周以上,金葡菌脑膜炎需 12 周以上。必要时鞘注,例如青霉素 1~2 万单位/2~4 mL,氨苄西林、苯唑西林 10 mg/1 mL,头孢唑啉、头孢拉定 25~50 mg/1~2 mL,羧苄西林 25~50 mg/1~2 mL,庆大霉素 5~10 mg/2 mL,链霉素 25~50 mg/1~2 mL,多粘霉素 B 1~3 mg/1~3 mL。同时辅以地塞米松 0.5 mg/(kg·d)5~7 天以减少听神经损害及 20%甘露醇 0.5~1 g/(kg·d)静脉滴注。

(二)癫痫用药

对第一次发作者应立即静脉注射或直肠给地西泮 0.3~0.5 mg/kg 和苯巴比妥钠 10 mg/kg 肌内注射(先用苯巴比妥钠后用地西泮易诱发呼吸暂停)。第二次发作后,应开始长期、规律服药治疗,并按发作类型选药。例如高热惊厥频繁(>3 次/6 个月,>5 次/年):苯巴比妥 3~5 mg/(kg·d),1~2 年疗程。卡马西平无效。全身性强直-阵挛发作(GTCS):3 岁内首选卡马西平 10~20 mg/(kg·d);3 岁以上首选丙戊酸镁(钠)20~40 mg/(kg·d)。也可选苯巴比妥。苯妥英钠 2~10 mg/(kg·d)小儿已少用。失神:首选氯硝西泮 0.05~0.2 mg/(kg·d)或丙戊酸镁。国外多用乙琥胺但国内长期缺药。婴儿痉挛症:首选 ACTH 25~50 单位静脉滴注 10~14 天,以后改口服泼尼松 6 周疗程。维生素 B$_6$ 50 mg/(kg·d)静脉滴注 10 天有止痉作用。并用氯硝西泮止痉。脑活素 2~5 mL 静脉滴注和胞二磷胆碱 0.25 g 静脉滴注各 10 天有帮助脑功能恢复作用。以上治疗对合并智力低下者仍难显效。颞叶癫痫和局限型癫痫:选卡马西平较好。小运动癫痫:选氯硝西泮或硝西泮 0.5 mg/(kg·d)。

总之,剂量从小剂量开始,无效时每周逐渐增大剂量,直至完全控制发作,并不再发作直至 2 年以上,才能逐渐减量,于半年至 1 年后完全停药。停药前必须进行脑电图检查,显示完全正常,否则还有复发机会。目前只要坚持治疗,90%以上的癫痫能有效控制发作。与此同时原发脑性疾病的检出和治疗不可忽视。

对一药足量治疗无效的病例,宜做血药浓度监测,观察是否遵医嘱定期规则服药,并达到有效浓度,个别甚至可稍超最佳有效浓度的高限,对确实无效的顽固性、难治性病例,才考虑改药或另加一种抗癫痫药(AEPs)。第二种 AED 不要盲目加,须注意两药之间有无相互作用,起增强作用或拮抗作用。两药、三药联用仍然无效后,再考虑用下列二线药物,例如钙离子通道阻滞剂:使脑细胞钙离子内流受阻,常用氟桂利嗪(2.5～5 mg/d),尼莫地平(5～10 mg/d)等。谷氨酸释放抑制剂:拉莫三嗪 2～5 mg/(kg·d),一般 5～25 mg/d。对大发作有效。γ-氨基丁酸转氨酶抑制剂:如 γ-乙烯氨基丁酸、氨己烯酸 50～100 mg/(kg·d)。可用于顽固性婴儿痉挛症和部分性发作。加巴喷丁 5～10 mg/(kg·d)可用于局限性癫痫。非氨酯 10～15 mg/(kg·d)可用于失神、Lannox-Gastaud 发作。奥卡西平:在体内转化为卡马西平起作用,可用于各型癫痫。司替戊醇:属烯丙基醇类,可用以治疗失神及部分性癫痫发作。磷苯妥英:在体内转化为苯妥英起作用,可用于大发作。唑尼沙胺对肌阵挛有效。丙种球蛋白静脉滴注(IVIG):2.5 g/d,1～2 次/周静脉滴注。对合并 IgG、A 缺乏者有一定效果。其他:如丙缬草酰胺、磺胺噻嗪、抗癫灵、乙酰唑胺以及中药等,疗效均不及前面的 AEPs,因而少用。山莨菪碱疗效待定。癫痫持续状态:应立即静脉注射地西泮每次 0.5 mg/kg 和苯巴比妥钠每次 10 mg/kg,无效 20～30 分钟后重复一次。仍无效可考虑静脉注射苯妥英钠每次 10～20 mg/kg 静脉注射,或异戊巴比妥钠,或氯硝西泮每次 0.05～0.2 mg/kg。国外用氯羟西泮(劳拉西泮每次 0.05～0.1 mg/kg)静脉滴注疗效好;或咪哒唑仑每次 0.05～0.2 mg/kg 静脉滴注亦可。最重者用利多卡因、硫贲妥钠或戊巴比妥静脉注射。并用 20%甘露醇及地塞米松防治脑水肿。恢复期可用纳洛酮每次 0.2～0.4 mg 静脉滴注促苏醒,高压氧舱防止惊厥后脑损害。

八、儿童血液系统疾病用药

(一)营养性贫血用药

1.铁缺乏症、营养性缺铁性贫血

首选二价亚铁制剂,如硫酸低铁每次 0.15～0.3 g,日 3 次一月疗程或其糖浆制剂富血康每次 3～5 mL,日 3 次。或服葡萄糖酸亚铁每次 0.15～0.3 g,富马酸亚铁每次 0.05～0.2 g,琥珀酸亚铁 3 mg/(kg·d),蛋白琥珀酸铁 1.5 mL/(kg·d)。动物血及其制品血红素铁(卟啉铁)、氯高铁血红素 1 mg/(kg·d)。右旋糖酐铁每次 25 mg 口服或 2 mL(含 50 mg 元素铁)肌内注射可用于呕吐者。补铁时应辅以维生素 C 以帮助铁吸收。

2.营养性巨幼红细胞贫血

肌内注射维生素 B₁₂每次 0.1～0.5 mg,1～2 次,优于叶酸(每次 5 mg)口服。震颤明显者加苯海索(每次 1～2 mg)口服。

(二)再生障碍性贫血用药

宜用人类红细胞生成素 50～100 U/(kg·d)或 1 500 U/d,7～10 天静脉注射;口服维生素 B₄每次 10～25 mg,鲨肝醇每次 25～50 mg,利血生每次 10～20 mg,白血生潘托西每次 25～50 mg,升白新每次 10～20 mg,茜草双酯每次 20 mg,茴香烯每次 0.1 g,盐酸小檗碱(升白安每次 28 mg)等升白细胞。人粒细胞-巨噬细胞集落刺激因子每次 150 μg 皮下注射也可给予应用。另给睾酮 1～2 mg/(kg·d),肌内注射。

(三)儿童急性白血病用药

1.急性淋巴性白血病(ALL)用药方案

为长期缓解应尽可能采用强烈诱导化疗方案,原则是联合、足量、间歇、交替、长期治疗。例如:急性期诱导缓解化疗。

(1)方案 1:VDLP 4 周。

长春新碱:每次 1.5 mg/m²,静脉推注,每周 1 次,共 4 周。

泼尼松:60 mg/(m²·d),4 周。

柔红霉素:20～30 mg/(m²·d),静脉推注,每周 1 次;或连用 3 天。

左旋门冬酰胺酶:6 000～10 000 U/(m²·d),静脉推注,肌内注射,共 10 天。

(2)方案 2:CODP+L-ASP。

环磷酰胺:600～1 000 mg/m²,静脉推注。

巩固治疗(4 周):CAT 方案。

阿糖胞苷:75～100 mg/(m²·d),分 2 次肌内注射。

6-硫代鸟嘌呤:75 mg/(m²·d)。6-巯嘌呤:75 mg/(m²·d)。

髓外白血病预防:三联鞘注——甲氨蝶呤 MTX 0～12 mg,Ara-C 12～24 mg,DXM 2～4 mg。

2.急性非淋巴性白血病用药方案

(1)方案 1:DA。即 DNR 加 Ara-C。

(2)方案 2:HA。即高三尖杉酯碱 4~6 mg/(m² · d),静脉推注,加 Ara · C。

(3)方案 3:DA＋VP-16。

3.缓解后治疗

阿糖胞苷(HDAra-C)与 DA、HA、VP-16-Ara-C 方案交替治疗半年,每疗程 28 周,共 6 个疗程。白血病、恶性淋巴瘤、组织细胞增生症等治疗的专业性强,须由专科医师执行。

第四章

新生儿疾病

第一节 呼吸窘迫综合征

新生儿肺透明膜病(neonatal pulmonary hyaline membrane disease,HMD)又称为新生儿呼吸窘迫综合征(respiratory distress syndrome of newborn,RDS),主要表现生后不久即出现进行性呼吸困难,发病率与胎龄成反比,也可发生于糖尿病母亲婴儿及剖宫产儿。

一、病因及发病机制

本病是由于肺表面活性物质(pulmonary surfactant,PS)缺乏引起的,PS 缺乏使肺泡表面张力增高,肺泡萎陷,肺不张,形成肺内动-静脉短路、右向左分流,导致严重缺氧和代谢性酸中毒;进一步损害肺泡和肺血管,最终导致血浆蛋白和细胞渗入肺泡、沉着并形成透明膜;同时缺氧和酸中毒损害全身各器官系统,导致多脏器功能障碍。

早产儿,尤其是孕周<35 周的早产儿,由于肺不成熟,PS 缺乏,易发生本病。胎龄越小,发病率越高;糖尿病母亲的婴儿由于体内胰岛素水平较高,可拮抗肾上腺皮质激素,抑制肺成熟和 PS 分泌,虽然婴儿体重较大,但肺不成熟,发病率亦较高;选择性剖宫产儿由于无应激反应,激素水平较低,同时肺液排出减少等,亦易患本病;此外,有围产期缺氧、家族中曾有同样病史等均为发病的高危因素。

早产儿未应用产前激素治疗的发病率:孕龄<28 周,发病率 60%;孕龄 28～31 周,发病率 40%;孕龄 30～34 周,发病率 15%;孕龄≥34 周,发病率 5%。产前激素的应用可以相应减少发病率的 50%。

二、诊断

(一)症状

多为早产儿,生后 6~12 小时内出现呼吸困难,呈进行性加重,若有围产期窒息史,可能更早发病。

(二)体征

进行性加重的呼吸困难为其特征,表现为呼吸急促、发绀并伴呻吟,鼻翼翕动,吸气性三凹征,发绀但吸氧不易缓解,严重者呼吸减慢,节律不整,矛盾呼吸和呼吸暂停。由于严重缺氧和酸中毒,患儿可出现反应迟钝、肌张力低下、体温不升、心力衰竭、休克等。体格检查有双肺呼吸音减低,深吸气时听到细湿啰音应警惕合并肺水肿或肺出血。病情于 24~48 小时达顶峰,若无呼吸支持,多于3 天内死于呼吸衰竭。

(三)实验室检查

1.胸部 X 线检查

典型表现为肺容量减少,肺野呈磨玻璃样改变伴支气管充气征。X 线表现与临床病情程度一致。依据 X 线表现分为四期(级)。

(1)Ⅰ期:两肺细小颗粒网状阴影,分布较均匀,心影清楚,支气管充气征不明显。

(2)Ⅱ期:两肺见较大密集的颗粒网状阴影,肺透光度减低,可见支气管充气征。

(3)Ⅲ期:全肺透光度明显减低,呈磨玻璃样,横膈及心界模糊,支气管充气征明显。

(4)Ⅳ期:全肺野一致性密度增高,完全变白,膈面和心影看不见,支气管充气征更明显或消失(发生肺水肿或出血)。

2.泡沫稳定试验

对怀疑可能发生 RDS 的患者生后 30 分钟内取胃液 0.5~1 mL 加等量95%酒精于试管内,用力振荡 15 秒钟,静立 15 分钟后观察试管内泡沫多少。

(一)无泡沫;(+)试管液面周边 1/3 有小泡沫;(++)试管液面周边>1/3至整个管周有一层泡沫;(+++)试管周边有泡沫层。

(一)支持 HMD 诊断;(+)或(++)可疑;(+++)可排除 HMD。

3.动脉血气分析

示低氧血症,伴(不伴)代谢性酸中毒、呼吸性酸中毒等。

(四)鉴别诊断

1.B 族 β 溶血性链球菌感染

宫内感染或分娩时感染 B 族 β 溶血性链球菌肺炎或败血症,症状和胸片与 HMD 有时不易鉴别,应注意有无胎膜早破或母孕末期及产时感染史,患儿有无感染中毒症状,做血常规、CRP、血培养等以资鉴别,对怀疑者应同时应用青霉素治疗。

2.湿肺

生后早期的呼吸困难表现难以与 RDS 鉴别。但本病呼吸困难呈一过性,无进行性加重趋势,通过监测临床表现及复查胸片以助鉴别。

3.新生儿肺出血

患儿出现反应弱、气促、呻吟、发绀、呼吸困难等,体格检查肺部可闻及细湿啰音,严重者口、鼻流出血性物,或经气管插管可吸出血性物。胸部 X 线检查显示斑片状阴影,严重者可有"白肺"。

(五)治疗

1.支持治疗及护理

应按早产儿加强护理。

(1)保温:将患儿置于暖箱式暖台中,可监测体温,又便于抢救和护理,维持患儿体温36～37 ℃。

(2)水、电解质平衡:因患儿有缺氧、复苏抢救的过程,为防止发生新生儿坏死性小肠结肠炎(NEC),应适当延迟经口喂养。如患儿已经排胎便,肠鸣音正常,一般情况稳定,可给鼻饲喂奶,每次 2～3 mL,每 2～3 小时一次。然后根据患儿耐受情况每天增加奶量,按每次增加 2～5 mL 为宜,不足部分经静脉补充。HMD 患儿对液体的负荷耐受差,液体过多可引起肺水肿、动脉导管开放以及支气管肺发育不良等。因此应控制液量。生后 3 天之内液量应控制在 60～80 mL/(kg·d),3 天后可渐增至80～100 mL/(kg·d),但还要根据患儿代谢情况以及不显性失水丢失的多少而增减液量。生后 1～2 天就可加用氨基酸液和脂肪乳剂,以保证摄入足够的热量。

(3)维持血压和血容量:应连续监测血压,在发生肺出血、颅内出血、NEC、败血症等严重并发症时,血压可下降。应给予扩容,同时给多巴胺,多巴酚丁胺5～10 μg/(kg·min),静脉输入,使收缩压维持在 5.3～6.7 kPa(40～50 mmHg)。

(4)抗生素:因宫内肺炎,尤其是 B 族溶血性链球菌感染,易与 HMD 混淆,且机械通气又增加了感染的机会,因此应给抗生素治疗,以后应定期做痰培养,根据细菌培养和药敏选择适当的抗生素。

2.氧疗和机械通气

氧疗目的:维持 PaO_2 在 $8.0\sim10.7$ kPa($60\sim80$ mmHg)。出生体重>1 500 g,X线表现为 I~II 期病变的患儿,可用鼻塞做持续气道正压通气(NCPAP)。治疗成功的关键是早期应用和保持正压的持续性。CPAP 的压力 $0.5\sim0.8$ kPa($5\sim8$ cmH_2O),FiO_2 以维持 PaO_2 $8.0\sim10.7$ kPa($60\sim80$ mmHg)即可。

(1)机械通气指征(具以下任何一条):①用 CPAP 压力>0.8 kPa(8 cmH_2O),FiO_2 80%,PaO_2<6.7 kPa(50 mmHg)。②反复发作呼吸暂停。③严重 II 型呼吸衰竭,$PaCO_2$>9.3 kPa(70 mmHg)。④胸部 X 线片 II 级以上病变,并且发病较早,进展较快。⑤体重<1 500 g。

(2)呼吸机参数初调参考值:FiO_2 60%~80%,PIP $2.0\sim2.5$ kPa($20\sim25$ cmH_2O),PEEP $0.4\sim0.6$ kPa($4\sim6$ cmH_2O),呼吸频率30~40 次/分,吸/呼比 1:($1\sim1.5$)。用呼吸机后应定期复查血气,根据血气调整呼吸器参数。

(3)注意事项:①病初期病情最重,往往需要较高的条件,若 FiO_2 已达95%,PIP 2.9 kPa(30 cmH_2O),PEEP 0.6 kPa(6 cmH_2O),PaO_2 仍偏低[$5.3\sim6.7$ kPa($40\sim50$ mmHg)],SaO_2 85%~90%,$PaCO_2$ 偏高[$7.3\sim8.0$ kPa($55\sim60$ mmHg)],这是可允许的,不必再增加压力,避免产生气压伤。②48~72 小时后,病变逐渐恢复,此时应及时降低呼吸器参数,先降低对患者危险大,容易引起并发症的,如 FiO_2 和压力。③HMD 初期肺部无合并感染和肺不张的,可减少注水、拍背吸痰的次数,避免过多刺激患儿及注水多而影响表面活性物质的产生。④无并发症的患儿,一般在 3 天后病情好转,可逐渐降低呼吸器参数直至撤离呼吸器。撤机后可继续用鼻塞 CPAP 辅助呼吸,便于病情进一步恢复。⑤影响呼吸器撤离的主要因素是并发症。急性并发症有气漏、肺部感染、肺出血、颅内出血、动脉导管开放。慢性并发症有支气管肺发育不良、气管软化或狭窄等。以上并发症使得用机时间延长,或撤机后再次气管插管机械通气,因此应积极预防。

3.表面活性物质(PS)替代疗法

目前国内外已有数种不同制剂。天然 PS(猪肺或牛肺 PS),首剂 $120\sim200$ mg/kg。还可应用第 2 或 3 次(一般不超过 3 次),间隔 $6\sim12$ 小时,剂量 $100\sim120$ mg/kg。药液通过气管插管注入,给药后即予手控气囊加压给氧,使药物深入肺泡,尽量减少给药造成的一过性低氧血症及心动过缓。治疗有效者1~2 小时后呼吸困难减轻,血气改善,胸片好转,可降低呼吸器参数,缩短机械通气时间。如病情出现反复,可再给第 2 次或第 3 次。

(六)并发症及处理

1.新生儿气漏

由复苏或正压通气引起,需密切监测病情进展,及时调整呼吸机参数,尤其给药后应根据患儿病情变化及时下调机械通气参数,防止气胸的发生。必要时做胸腔闭式引流。

2.新生儿肺炎

如呼吸机相关肺炎。做痰培养,及时调整抗生素的使用,严格无菌操作,预防院内感染。

3.支气管肺发育不良

于早产儿长期应用呼吸机、氧疗、液体过多等引起。

(七)预防

1.产前预防

做好孕妇保健,避免早产,对不可避免的早产,可在产前 1 周～24 小时之前给孕母用糖皮质激素预防,如地塞米松 5～10 mg/d,连用 2 天。

2.产后预防

对高危新生儿,可生后 30 分钟内给予气管内注入 PS 100 mg/kg,预防本病。

第二节　高胆红素血症

一、概述

正常成人血清胆红素水平是＜1 mg。成人当血清胆红素水平＞34 μmol/L 时可以出现黄疸。新生儿胆红素＞34 μmol/L 时才出现黄疸。接近 85% 以上的足月新生儿和大多数早产儿在新生儿期均会出现黄疸。广义上讲,当新生儿血清胆红素高于 34 μmol/L 时即被称为新生儿高胆红素血症。狭义上讲,新生儿血清胆红素超过同日龄胆红素水平第 95 百分位时,被称为新生儿高胆红素血症。

新生儿出生一周内血清胆红素水平过高或存在某些形成胆红素脑病的高危因素时,易形成急性胆红素脑病。应特别警惕和预防胆红素脑病的形成。胆红素毒性作用引起的慢性和永久性的损害称为核黄疸。

新生儿高胆红素血症按照形成的机制不同分为新生儿生理性高胆红素血症和新生儿非生理性高胆红素血症。

二、病因

(一)新生儿生理性高胆红素血症(简称新生儿生理性黄疸)

(1)新生儿出生第 1 周红细胞的容积增加。因胎儿在宫内和出生早期处于低氧状态,红细胞代偿性增多。新生儿出生时红细胞以胎儿红细胞为主,比较成人红细胞寿命减少。红细胞大量破坏使胆红素生成增多。

(2)新生儿出生早期肝脏未成熟,肝脏摄取胆红素的 Y、Z 蛋白极少,将未结合胆红素转化成结合胆红素的葡萄糖醛酸转移酶含量极低,不能及时地将未结合胆红素转化成结合胆红素。胆红素排泄的能力有限,导致血清未结合胆红素增高。

(3)由于出生早期肠道细菌较少,肠道内葡萄糖醛酸苷酶水平较高,将结合胆红素转变为未结合胆红素,使胆红素的肠肝循环增加,血清胆红素水平增加。

(4)新生儿出生早期肠内摄入奶量较少,胎便排出延迟,胎便中的胆红素被重新吸收,使血清胆红素增加。

(二)新生儿非生理性高胆红素血症常见病因

1.新生儿溶血病

如母婴血型不合性溶血(ABO、Rh 溶血);G-6-PD 酶缺乏;丙酮酸激酶缺乏症;遗传性球形红细胞增多症等。

2.感染性疾病

各种细菌、病毒和其他微生物的感染,包括宫内感染和出生后的感染。

3.代谢和内分泌疾病

如先天性甲状腺功能减退,Crigler-Najjar 综合征,Gilbert 综合征,Lucey-Driscoll 综合征等。

4.先天畸形

先天性胆道闭锁,先天性胆总管囊肿,先天性胃肠道畸形等。

5.其他

新生儿红细胞增多症,头颅血肿、母乳性黄疸、新生儿用药等。

三、诊断

无论何种原因使新生儿期胆红素水平＞34 μmol/L 均可以称之为新生儿高胆红素血症。新生儿高胆红素血症包括生理性高胆红素血症和非生理性高胆红素血症。由于新生儿胆红素代谢特点导致的血清胆红素水平增高,在生理性高胆红素血症范围内,称之为新生儿生理性高胆红素血症。超出新生儿生理性高胆红素血症范围者,称为新生儿非生理性高胆红素血症。在国际疾病分类中能够明确诊断病因即可按照病因诊断。如新生儿溶血病。暂时不能明确病因者可诊断为新生儿高胆红素血症。

(一)新生儿生理性高胆红素血症

大多数新生儿在出生后的第 1 周血清胆红素水平均＞34 μmol/L。以下几点为新生儿生理性高胆红素血症的诊断要点如下。

(1)一般情况:在出生后 2～3 天开始出现皮肤黄染。正常足月新生儿生后5～7 天胆红素水平达到高峰,血清胆红素峰值尚未达到高胆红素血症的光疗水平。早产儿为依据胎龄、出生体重和日龄的干预值以下的胆红素水平。

(2)足月儿:人工喂养者黄疸大多在 2 周左右消退。母乳喂养或混合喂养以母乳为主者黄疸消退时间需要更长。黄疸消退后不再反复。

(3)在出生一周内胆红素上升期间,每天胆红素水平上升＜85 μmol/L 或每小时＜8.5 μmol/L。

(4)结合胆红素＜34 mmol/L。

(二)新生儿非生理性高胆红素血症

新生儿非生理性高胆红素血症是由于非生理因素产生的黄疸或生理因素产生的黄疸在某些潜在的病理因素影响下使胆红素水平高出第 95 百分位(图 4-1),包括病理性黄疸和需要干预的生理性黄疸及母乳性黄疸。

非生理性黄疸的诊断主要依据以下几点:①皮肤黄染在生后 24 小时内出现。②足月儿胆红素高峰值高于日龄/时龄干预值,或具有相关危险因素的干预值。③每天胆红素水平上升＞85 μmol/L或每小时＞8.5 μmol/L。④黄疸持续时间过长,人工喂养的足月儿＞2 周,早产儿＞4 周(母乳喂养者黄疸消退时间可以更长)。⑤黄疸退而复现(一定要积极寻找病因)。⑥结合胆红素＞34 μmol/L。

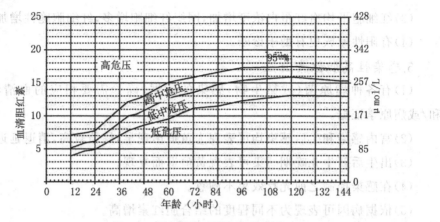

图 4-1 新生儿小时胆红素列线图

非生理性高胆红素血症常见病因的诊断要点如下。

1.新生儿溶血病

新生儿溶血病主要指新生儿 Rh 或 ABO 血型不合的溶血。诊断要点：①有母子 Rh 血型不合或 ABO 血型不合；②新生儿出生早期黄疸出现早，胆红素水平上升快；③血红蛋白或血细胞比容下降快；④直接 Coombs 试验阳性或抗体释放试验阳性。

2.新生儿葡萄糖-6-磷酸酶（G-6-PD）缺乏病诊断要点

（1）祖籍为高发地区（地中海沿岸国家和我国华南地区），有可疑或阳性家族史的新生儿高胆红素血症应该警惕。

（2）有明显的血清胆红素水平升高和血红蛋白或血细胞比容下降。

（3）G-6-PD 活性检测满足 1 项可以诊断：①筛选试验中 1 项明显缺乏；②活性测定定量值＜40％；③筛选试验中 1 项中间型伴变性珠蛋白小体试验阳性；④筛选试验中 1 项中间型伴明确家族史；⑤筛选试验中 2 项中间型。

3.新生儿丙酮酸激酶缺乏症

（1）临床上有重度黄疸、贫血、肝脾大。

（2）产前可表现为非免疫性胎儿水肿。

（3）外周血涂片可见靶型、皱缩、棘状、不规则的红细胞和有核红细胞。

（4）确诊需要丙酮酸激酶活性测定。

4.新生儿球形红细胞增多症

（1）临床表现急性溶血性贫血、严重高胆红素血症和脾大。

（2）外周血涂片可见明显的小球形红细胞（＞10％）。

(3)红细胞平均血红蛋白浓度增加,网织红细胞增多,红细胞脆性增加。

(4)有阳性家族史有助于诊断。

5.感染性高胆红素血症

(1)有各种病原菌(或微生物)感染的证据,确诊需要相应的血清学证据和/或病原学证据。

(2)宫内感染和生后感染均可表现为黄疸出现早,峰值较高,消退延迟。

(3)出生后新生儿晚期感染可表现黄疸退而复现。

(4)在感染控制之前光疗效果不满意。

(5)依据病因可表现为不同程度的结合胆红素增高。

6.母乳性黄疸

(1)出生后纯母乳喂养。

(2)生长发育良好。

(3)血清胆红素水平峰值时间相对较晚,消退时间延迟。

(4)大便颜色金黄,小便颜色基本不黄。

(5)除外其他非生理性黄疸的可能。

(6)改变喂养方式胆红素水平有所下降(必须在保证足够摄入量的前提下)。

7.Crigler-Najjar 综合征

(1)先天性葡萄糖醛酸转移酶缺乏,如果有酶学检测证据可确诊。

(2)Ⅰ型常染色体隐性遗传,酶完全缺乏,酶诱导剂苯巴比妥治疗无效。Ⅱ型多为常染色体显性遗传,酶部分缺乏,苯巴比妥治疗有效。

8.Gilbert 综合征

(1)常染色体显性遗传。

(2)葡萄糖醛酸转移酶缺乏,确诊需要酶学或基因诊断。

(3)亚洲人群常见基因外显子 $G71R$ 基因突变。

(4)临床上主要表现胆红素峰值高,以及胆红素消退延迟。多为慢性良性经过。

9.Lucey-Driscoll 综合征

(1)有严重高胆红素血症家族史,或前一胎有严重高胆红素血症史。

(2)出后 48 小时内出现严重高胆红素血症。

(3)出生早期高胆红素血症较严重,但 2～3 周可自然消退。

(4)如能检测到葡萄糖醛酸转移酶活性暂时被抑制有助于诊断。

10.先天性甲状腺功能减退

(1)有甲状腺功能检测证实甲状腺功能减退。

(2)黄疸出现时间与生理性黄疸重叠,峰值较高。

(3)大多表现为黄疸消退延迟。

11.先天性胆道闭锁

(1)新生儿出生早期总胆红素增高,以未结合胆红素为主,随日龄增加结合胆红素逐渐增加。

(2)大便颜色逐渐变淡直至灰白色,小便颜色逐渐加深。

(3)胆道超声、核素扫描、CT 及 MRI 等影像学检查有助于诊断。

(4)先天性胆道闭锁多有甲胎蛋白明显增高。

四、鉴别诊断

新生儿不同时期高胆红素血症的鉴别诊断可以从以下几方面入手(表 4-1)。

表 4-1　新生儿期不同时间高胆红素血症可能的原因

出生日龄	未结合胆红素增高	结合胆红素增高
第 1 天	新生儿溶血病 积极寻找病因	新生儿肝炎 风疹病毒宫内感染 CMV 宫内感染 梅毒宫内感染
第 2~5 天	新生儿溶血病 生理性黄疸 严重感染(败血病) 血管外出血(如头颅血肿) 新生儿红细胞增多症 葡萄糖-6-磷酸酶缺乏症 球形红细胞增多症	同上
第 5~10 天	严重感染(败血病) 母乳性黄疸 半乳糖血症 新生儿甲状腺功能减退 药物	同上
第 10 天以上	严重感染(败血症) 泌尿系统感染	胆道闭锁 新生儿肝炎 胆总管囊肿 幽门肥厚性狭窄

五、治疗

新生儿高胆红素血症治疗的目的是降低血清胆红素水平,预防和治疗新生儿胆红素脑病。尤其是在出生第 1 周内应严密监测血清胆红素水平,达到干预标准时及时给予治疗。

(一)光照疗法(简称光疗)

1.光疗指征

(1)各种原因所致的高未结合胆红素达到光疗标准时均应及时光疗。

(2)结合胆红素(结合胆红素)$>34 \mu mol/L$ 不应光疗。

(3)极低和超低出生体重儿可采取预防性光疗。

2.光疗标准

新生儿高胆红素血症的光疗标准很难用一个标准界定。不同胎龄、不同日龄,以及不同围产期并发症及是否存在胆红素脑病的影响因素,其光疗标准也不同。

(1)推荐出生胎龄 35 周以上的晚期早产儿和足月儿美国儿科学会推荐的光疗标准。其优点在于该标准是依据不同胎龄及可能形成胆红素脑病的危险因素制定的标准,最大限度地减少了过度光疗和延误光疗的可能(图 4-2)。

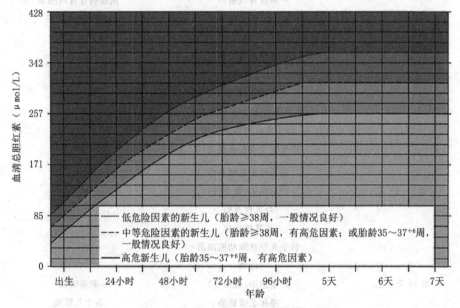

图 4-2　胎龄 35 周以上光疗推荐标准

注:高危因素包括新生儿溶血病、G-6-PD、窒息、缺氧、酸中毒、高热、低体温、严重感染、高碳酸血症、低血糖、低蛋白血症等尚未具备密切监测胆红素水平的医疗机构建议放宽光疗标准

(2)产儿的光疗标准应以胎龄、日龄作为主要界定标准,如果合并高胆红素脑病的危险因素,光疗标准应进一步放宽。早产儿依据胎龄的光疗与换血标准见表 4-2 所列。

表 4-2　早产儿光疗与换血标准

体重 BW	TSB(μmol/L)										
	<24 小时		<48 小时		<72 小时		<96 小时		<120 小时		≥120 小时
	光疗	换血	光疗	换血	光疗	换血	光疗	换血	光疗	换血	光疗	换血
<1 000 g	68	137	86	171	106	205	120	205	137	256	137	256
1 000~1 249 g	86	171	106	205	120	256	154	256	171	308	171	308
1 250~1 999 g	106	171	120	205	154	256	171	256	205	308	205	308
2 000~2 299 g	120	205	137	256	171	308	256	342	222	342	234	342
2 300~2 499 g	154	205	205	308	234	342	274	376	291	393	308	393

3.光疗设备与方法

(1)光疗设备可采用光疗箱、光疗毯和光疗灯。

(2)光疗方法有单面光疗、双面光疗和多面光疗。光疗的效果与光疗的面积、光疗的强度和光疗时间有关。对于血清胆红素水平接近换血标准者建议使用双面强光疗或多面光疗,以增加光疗面积,保证光疗效果。强光疗是指光疗强度>30 μW/(cm² · nm)。当胆红素水平下降后可以选用单面光疗。光疗强度可用辐射计量器监测。

(3)光疗时间在接近换血标准时建议采用持续光疗,当血清胆红素下降至光疗标准以下因仍有反弹的可能,可在密切监测胆红素情况下选择间断光疗,间断光疗的时间及光疗的频率依据患儿的需要选择。

4.光疗中应注意的问题

(1)因光疗时患儿的皮肤需要暴露在光照下,所以光疗时必须有适合的保暖设施。夏季室温过高时注意散热。

(2)因光疗时采用的光波波长为 425~510 nm,最易对黄斑造成伤害。光疗时应用黑色眼罩遮住双眼,生殖器最好用遮光的尿布遮盖。

(3)光疗时应注意补充液体,保证有足够的尿量排除。

(4)光疗过程中仍需要密切监测胆红素。监测间隔时间依据胆红素水平决定。胆红素水平越高监测间隔时间越短。

(5)长时间持续光疗,建议补充核黄素(光疗时每天 3 次,每次 5 mg;光疗结束后每天 1 次,连服 3 天)。

(6)光疗时出现发热、腹泻、皮疹依据程度决定继续光疗或停止光疗。轻者停止光疗后可自行缓解。

(二)换血疗法

1.换血指征

(1)各种原因所致的高胆红素血症达到换血标准时均应进行换血。

(2)产前新生儿 Rh 溶血症诊断明确,出生时脐血胆红素≥68 μmol/L,血红蛋白<120 g/L,伴有水肿、肝脾大和心力衰竭。

(3)在生后 12 小时内每小时胆红素上升>12 μmol/L。

(4)接近换血标准,光疗失败者,即光疗 4~6 小时,血清胆红素仍上升86 μmol/L。

(5)已有急性胆红素脑病的临床表现者。

2.换血标准

(1)推荐美国儿科学会新生儿高胆红素血症管理指南中胎龄 35 周以上早产儿和足月儿依据不同胎龄不同日龄以及是否存在胆红素脑病的高危因素的换血参考标准(图 4-3)。

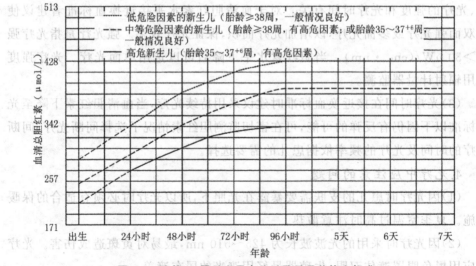

图 4-3　胎龄 35 周以上早产儿以及足月儿换血标准

注:高危因素包括新生儿溶血病、G-6-PD、窒息、缺氧、酸中毒、高热、低体温、严重感染、高碳酸血症、低血糖、低蛋白血症等

(2)早产儿换血应依据胎龄和日龄的参考标准。

3.换血方法

(1)血源的选择:Rh 溶血病换血选择 Rh 血型同母亲,ABO 血型同患儿,紧急情况下也可选择 O 型血。ABO 溶血病如母亲 O 型血,子为 A 型或 B 型,首选 O 型红细胞和 AB 型血浆的混合血。紧急情况下也可选择 O 型血或同型血。有严重贫血和心力衰竭者,血浆量减半的浓缩血。

(2)换血量:为新生儿血容量的 2~3 倍或 150~180 mL/kg。

(3)换血途径:可选用脐静脉和较大的静脉换血。也可选用脐动脉和静脉同步换血或外周静脉换血。

4.换血中应注意的问题

(1)换血过程中应注意监测生命体征(体温、心率、血压和氧饱和度),并做好记录。

(2)注意监测血气、血糖、电解质、血钙、血常规。

(3)换血时依据体重决定抽出和输入的速度(表 4-3)。

表 4-3 换血时抽出和输入的速度

新生儿体重(kg)	一次抽出和输入的速度(mL)
>3	20
2~3	15
1~2	10
0.85~1	5
<0.85	1~3

(4)换血后可发生血清胆红素反弹约 30%,应继续光疗,并每 2 小时监测胆红素直至胆红素下降后可延长监测的间隔。如监测胆红素超过换血前水平应再次换血。

(5)换血后需禁食 6~8 小时,以后酌情喂养。

(6)换血术后酌情选用抗生素预防感染。

(三)药物治疗

1.静脉注射丙种球蛋白(IVIG)

诊断新生儿溶血病者可采用 IVIG 1 g/kg 于 6~8 小时静脉持续输注。必要时可 24 小时重复使用。

2.清蛋白

(1)当血清胆红素水平接近换血值。

(2)血清胆红素与清蛋白的比值接近换血标准。

(3)清蛋白水平较低的早产儿,可选用清蛋白 1 g/kg,以增加胆红素和清蛋白的联结,减少游离胆红素,预防急性胆红素脑病。

六、预防

(1)任何分娩机构在新生儿出院前或生后 5 天内至少要检测 1 次胆红素。依据检测日龄和检测胆红素水平所在的百分位决定再次监测的时间。患儿一般情况好,在胆红素峰值达到之前,建议达到第 75 百分位者出院后 1～2 天监测一次胆红素,第 40～75 百分位 2～3 天监测一次胆红素,直至胆红素峰值水平下降。

(2)不能及时监测胆红素的医疗机构应放宽光疗标准。

(3)母乳喂养的新生儿,要给予充分的母乳喂养指导,在出生早期确实保证母乳的摄入量和吸吮频次。用体重增长,大、小便量作为母乳摄入量的判断依据。

第三节　新生儿阑尾炎

新生儿阑尾炎较为罕见,仅占阑尾炎手术的 1%～2%,误诊率高,穿孔率可高达 40%。

一、病因及发病机制

(一)发病可能与以下因素有关

(1)有不洁的喂奶史,有呕吐、腹泻、发热等胃肠炎病史,由于抵抗力低下,肠道有感染时,阑尾黏膜损伤,肠道细菌侵入阑尾壁使之感染。

(2)阑尾成角扭曲:导致阑尾梗阻、穿孔。

(3)合并于其他疾病的阑尾穿孔,合并于 NEC、先天性巨结肠、胎粪栓塞综合征等。

(二)新生儿阑尾穿孔发病率高的原因

(1)由于新生儿阑尾壁薄,盲肠未扩张,不利于阑尾减压。

(2)新生儿免疫系统未成熟,大网膜发育不全,短而薄,不能包裹感染病灶,炎症易扩散。

二、诊断

(一)症状

新生儿阑尾炎没有特征性临床表现。可表现为腹胀、腹泻、呕吐、嗜睡、厌食、哭闹等,体温可升高或表现为不稳定。

(二)体征

可有腹膜刺激征、腹壁水肿、腹壁红肿。有时右下腹可扪及包块。

(三)实验室及辅助检查

1.血常规

WBC 可升高,CRP 可升高,发热和白细胞升高可不成比例。

2.腹立位平片

无特异性征象,可表现为肠瘀张、肠梗阻、肠穿孔等表现。

3.腹部 B 超

阑尾增粗、盲肠壁水肿、阑尾脓肿等征象。

(四)鉴别诊断

注意与败血症、NEC、胎粪性腹膜炎、巨结肠危象等鉴别。

三、治疗

因新生儿阑尾炎没有特征性临床表现,术前确诊有一定困难,因此有腹膜炎症状可疑阑尾炎患儿应积极探查。一旦确诊后多主张早期手术。如已局限形成阑尾脓肿,可采用保守治疗。

四、预后

新生儿阑尾炎穿孔引起的腹膜炎、败血症病死率较高。近年来,由于诊断技术和新生儿监护的进步,病死率已有明显下降。早期诊断、及时治疗,预后良好。

第四节　新生儿坏死性小肠结肠炎

新生儿坏死性小肠结肠炎(neonatal necrotizing enterocolitis,NEC)是常见的新生儿消化道急症。以小肠和结肠广泛或局限性的出血坏死为特征。缺血损伤可以局限在黏膜,也可是整个肠管的坏死。临床以腹胀、呕吐、便血为主要症状。

一、病因及发病机制

本病多见于早产、低体重儿。窒息、呼吸窘迫综合征、硬肿或感染是主要诱发因素,病因尚不明,与肠道缺血、缺氧、肠道细菌感染、肠道功能失调、高渗奶喂养对肠道黏膜损害有关。

二、诊断

(一)症状

(1)早期为呕吐、腹胀、拒乳。

(2)血便。

(3)晚期可有中毒休克症状。

(二)体征

(1)早期表现为腹胀、触疼。

(2)晚期有腹膜炎征象和腹壁红肿。

(三)实验室及辅助检查

(1)血常规:白细胞计数升高,核左移,便血严重者可出现贫血。

(2)便潜血阳性,含大量红细胞。

(3)便培养:可有产气荚膜杆菌、大肠埃希菌等阳性。

(4)X线平片:肠间隙增宽,肠壁积气和门静脉积气为特征性影像,炎症刺激可致腹壁脂肪线消失或模糊不清,晚期穿孔患者可有膈下游离气体。

(5)腹B超:可见肠壁增厚、肠壁积气、腹腔渗液等征象。

(四)鉴别诊断

新生儿期应与肠炎腹泻、阑尾炎、自然出血致肠道出血鉴别。

三、治疗

(一)非手术治疗

禁食、胃肠减压、抗感染、全静脉营养支持、纠正酸碱平衡失调。

(二)手术治疗

1.手术指征

(1)肠穿孔,腹立位平片有穿孔征象。

（2）出现腹膜炎体征。

（3）保守治疗后临床情况恶化，血流动力学不稳定，血小板减少，休克、酸中毒不能纠正。

（4）出现门静脉积气。

（5）腹部触及包块，在重复的放射学检查中持续固定的肠袢。

（6）腹腔穿刺阳性。

2.手术方式

（1）Ⅰ期肠切除肠吻合。

（2）肠造瘘或肠外置：如患儿一般情况差，不能耐受长时间手术的，或累及肠管较广泛，不能确定肠管活性的，可考虑行此术式，以节约时间，纠正休克，24～48 小时后再行Ⅱ期手术。

四、预后

以前此症病死率高，近年来，随着内科对此病治疗的发展和监护水平的提高，需外科介入治疗的病历逐渐减少，病死率有所下降。存活患儿可能会面临一些长期并发症如肠狭窄、短肠综合征及神经系统发育迟滞等。

第五章

小儿神经系统疾病

第一节　先天性脑积水

脑积水是儿科常见疾病,因脑脊液容量过多导致脑室扩大、皮层变薄,颅内压升高。先天性脑积水的发生率为(0.9～1.8)/1 000,每年死亡率约为1%。

一、脑脊液的产生、吸收和循环

脑脊液(CSF)的形成是一个能量依赖性的,而非颅内压力依赖性的过程,每天产生 450～500 mL,或每分钟产生 0.3～0.4 mL。50%～80%的脑脊液由侧脑室、第三脑室和第四脑室里的脉络丛产生,其余的 20%～50%的脑脊液由脑室的室管膜和脑实质作为脑的代谢产物而产生。

与脑脊液的形成相反,脑脊液的吸收是非能量依赖性的过程,以大流量的方式进入位于蛛网膜下腔和硬膜内静脉窦之间的蛛网膜颗粒内。脑脊液的吸收依赖于从蛛网膜下腔通过蛛网膜颗粒到硬膜静脉窦之间的压力梯度。当颅内压力正常时[如<0.7 kPa(5 mmHg)],脑脊液以0.3 mL/min的速率产生,此时脑脊液还没有被吸收。颅内压增高,脑脊液吸收开始,其吸收率与颅内压成比例。此外,还有一些其他的可能存在的脑脊液吸收途径,如淋巴系统、鼻黏膜、鼻窦以及颅内和脊神经的神经末梢,当颅内压升高时,它们也可能参与脑脊液的吸收。

脑脊液的流向是从头端向尾端,流经脑室系统,通过正中孔(Luschka 孔)和左右侧孔(Mágendie 孔)流至枕大池、桥小脑池和脑桥,最后,CSF 向上流至小脑蛛网膜下腔,经环池、四叠体池、脚间池和交叉池,至大脑表面的蛛网膜下腔;向下流至脊髓的蛛网膜下腔;最后被大脑表面的蛛网膜颗粒吸收入静脉系统。

二、发病机制

脑脊液的产生与吸收失平衡可造成脑积水,脑积水的产生多数情况下是由于脑脊液吸收功能障碍引起,有部分原因是脑脊液分泌过多引起,如脉络丛乳头状瘤。脑脊液容量增加引起继发性脑脊液吸收功能损伤,和/或脑脊液产生过多,导致脑室进行性扩张。在部分儿童,脑脊液可通过旁路吸收,从而使得脑室不再进行性扩大,形成静止性或代偿性脑积水。

三、病理表现

脑室通路的阻塞或者吸收障碍使得颅内压力增高,梗阻近端以上的脑室进行性扩张。其病理表现为脑室扩张,通常以枕角最先扩张,皮层变薄,室管膜破裂,脑脊液渗入到脑室旁的白质内,白质受损瘢痕增生,颅内压升高,脑疝,昏迷,最终死亡。

四、病因与分类

脑积水的分类是根据阻塞的部位而定。如果阻塞部位是在蛛网膜颗粒以上,则阻塞部位以上的脑室扩大,此时称阻塞性脑积水或非交通性脑积水。例如,导水管阻塞引起侧脑室和第三脑室扩大,第四脑室没有成比例扩大。相反,如果是蛛网膜颗粒水平阻塞,引起脑脊液吸收障碍,侧脑室、第三脑室和第四脑室均扩张,蛛网膜下腔脑脊液容量增多,此时的脑积水称为非阻塞性脑积水或交通性脑积水。

(一)阻塞性或非交通性脑积水阻塞部位及病因

1.侧脑室受阻

侧脑室受阻见于出生前的室管膜下或脑室内出血;出生前、后的脑室内或侧脑室外肿瘤压迫。

2.孟氏孔受阻

常见原因有先天性的狭窄或闭锁,颅内囊肿如蛛网膜下腔或脑室内的蛛网膜囊肿,邻近脑室的脑内脑穿通畸形囊肿和胶样囊肿,肿瘤如下丘脑胶质瘤、颅咽管瘤和室管膜下巨细胞型星型细胞瘤以及血管畸形。

3.导水管受阻

阻塞的原因包括脊髓脊膜膨出相关的 ChiariⅡ畸形引起的小脑向上通过幕切迹疝出压迫导水管、Galen 静脉血管畸形、炎症或出血引起导水管处神经胶质过多、松果体区肿瘤和斜坡胶质瘤。

4.第四脑室及出口受阻

第四脑室在后颅窝流出道梗阻以及第四脑室肿瘤如髓母细胞瘤、室管膜瘤和毛细胞型星形细胞瘤，Dandy-Walker 综合征即后颅窝有一个大的与扩大的第四脑室相通的囊肿，造成了流出道梗阻（即 Luschka 侧孔和 Magendie 正中孔的梗阻），以及 Chiari 畸形即由于后颅窝狭小，小脑扁桃体和/或第四脑室疝入枕骨大孔引起梗阻。

（二）交通性或非阻塞性脑积水阻塞部位及病因

1.基底池水平受阻

梗阻部位可以发生在基底池水平。此时，脑脊液受阻在椎管和脑皮层的蛛网膜下腔，无法到达蛛网膜颗粒从而被吸收。结果侧脑室、第三脑室和第四脑室均扩大。常见原因有先天性的感染，化脓性、结核性和真菌性感染引起的脑膜炎，动脉瘤破裂引起的蛛网膜下腔出血，血管畸形或外伤，脑室内出血，基底蛛网膜炎，软脑脊膜瘤扩散，神经性结节病和使脑脊液蛋白水平升高的肿瘤。

2.蛛网膜颗粒水平受阻

梗阻部位还可以发生在蛛网膜颗粒水平，原因是蛛网膜颗粒的阻塞或闭锁，导致蛛网膜下腔和脑室的扩大。

3.静脉窦受阻

原因为静脉流出梗阻，如软骨发育不全或狭颅症患者合并有颈静脉孔狭窄，先天性心脏病右心房压力增高患者，以及硬膜静脉窦或上腔静脉血栓的患者。静脉流出道梗阻能引起静脉压升高，最终导致脑皮层静脉引流减少，脑血流量增加，颅内压升高，脑脊液吸收减少，脑室扩张。

另外，还有一种水脑畸形是由于两侧大脑前动脉和大脑中动脉供血的脑组织全部或几乎全部缺失，从而颅腔内充满了脑脊液，而非脑组织。颅腔的形态和硬膜仍旧完好，内含有丘脑、脑干和少量的由大脑后动脉供血的枕叶。双侧的颈内动脉梗阻和感染是水脑畸形的最常见原因。脑电图表现为皮层活动消失。这类婴儿过于激惹，停留在原始反射，哭吵、吸吮力弱，语音及微笑落后。脑脊液分流手术有可能控制进行性扩大的头围，但对于神经功能的改善没有帮助。

五、临床表现

婴儿脑积水表现为激惹、昏睡、生长发育落后、呼吸暂停、心动过缓、反射亢进、肌张力增高、头围进行性增大、前囟饱满、骨缝裂开、头皮薄、头皮静脉曲张、前额隆起、上眼睑不能下垂、眼球向上运动障碍（如两眼太阳落山征）、意识减退、视盘水肿、视神经萎缩引起的视弱甚至失明,以及第Ⅲ、Ⅳ、Ⅵ对颅神经麻痹,抬头、坐、爬、讲话、对外界的认知以及体力和智能发育,均较正常同龄儿落后。在儿童时期,由于颅缝已经闭合,脑积水可以表现为头痛(尤其在早晨)、恶心、呕吐、昏睡、视盘水肿、视力下降、认知功能和行为能力下降、记忆障碍、注意力减退、学习成绩下降、步态改变、两眼不能上视、复视(特别是第Ⅵ对颅神经麻痹)和抽搐。婴儿和儿童脑积水若有运动障碍可表现为肢体痉挛性瘫,以下肢为主,症状轻者双足跟紧张、足下垂,严重时整个下肢肌张力增高,呈痉挛步态。

六、诊断

根据典型症状体征,不难做出脑积水的临床诊断。病史中需注意母亲孕期情况,小儿胎龄,是否用过产钳或胎头吸引器,有无头部外伤史,有无感染性疾病史。应做下列检查,做出全面评估。

(一)头围测量

新生儿测量头围在出生后 1 个月内应常规进行,不仅应注意头围的绝对值,而且应注意生长速度,疑似病例多能从头围发育曲线异常而发现。

(二)B超检查

B超为一种安全、实用,且可快速取得诊断的方法,对新生儿很有应用价值,特别是对于重危患儿可在重症监护室操作。通过未闭的前囟,可了解两侧脑室及第三脑室大小,有无颅内出血。因无放射线,操作简单,便于随访。

(三)影像学特征

脑积水的颅骨平片和三维 CT 常常显示破壶样外观和冠状缝、矢状缝裂开。CT 和 MRI 常可见颞角扩张,脑沟、基底池和大脑半球间裂消失,额角和第三脑室球形扩张,胼胝体上拱和/或萎缩以及脑室周围脑实质水肿。

七、鉴别诊断

(一)婴儿硬膜下血肿或积液

多因产伤或其他因素引起,可单侧或双侧,以额顶颞部多见。慢性者,也可使头颅增大,颅骨变薄。前囟穿刺可以鉴别,从硬膜下腔可抽得血性或淡黄色液体。

(二)佝偻病

由于颅骨不规则增厚,致使额骨和枕骨突出,呈方形颅,貌似头颅增大。但本病无颅内压增高症状,而又有佝偻病的其他表现,故有别于脑积水。

(三)巨脑畸形

巨脑畸形是各种原因引起的脑本身重量和体积的异常增加。有些原发性巨脑有家族史,有或无细胞结构异常。本病虽然头颅较大,但无颅内压增高症状,CT 扫描显示脑室大小正常。

(四)脑萎缩性脑积水

脑萎缩可以引起脑室扩大,但无颅高压症状,此时的脑积水不是真正的脑积水。

(五)良性脑外积水(也称婴儿良性轴外积液)

这是一个很少需要手术的疾病,其特征为两侧前方蛛网膜下腔(如脑沟和脑池)扩大,脑室正常或轻度扩大,前囟搏动明显,头围扩大,超过正常儿头围的百分线。良性脑外积水的婴儿颅内压可以稍偏高,由于头围大,运动发育可以轻度落后。其发病机制尚不清楚,可能与脑脊液吸收不良有关。通常有明显的大头家族史。在 12～18 个月龄,扩大的头围趋于稳定,从而使得身体的生长能够赶上头围的生长。在 2～3 岁以后,脑外积水自发吸收,不需要分流手术。虽然这一疾病通常不需要手术,但是有必要密切监测患儿的头围、头部 CT 或超声以及患儿的生长发育,一旦出现颅高压症状和/或生长发育落后,需要及时行分流手术。

八、处理

治疗的目的是获得理想的神经功能,预防或恢复因脑室扩大压迫脑组织引起的神经损伤。治疗方法为脑脊液分流手术,包括有阀门调节的置管脑脊液分流手术以及内镜第三脑室造瘘术,目的是预防因颅内压升高而造成的神经损害。脑积水的及时治疗能改善患儿智力,有效延长生命。只要患有脑积水的婴儿在出生头 5 个月内做分流手术,就有可能达到较理想的结果。

(一)手术方式的选择

脑积水的治疗方法是手术,手术方式的选择依赖于脑积水的病因。例如,阻塞性脑积水的患者,手术方法是去除阻塞(如肿瘤),交通性脑积水的患者或阻塞性脑积水阻塞部位无法手术去除的患者,需要做脑脊液分流手术,分流管的一端放置在梗阻的近端脑脊液内,另一端放置在远处脑脊液可以吸收的地方。最常用的远端部位是腹腔、右心房、胸膜腔、胆囊、膀胱或输尿管和基底池(如第三脑室造瘘),而腹腔是目前选择最多的部位(如脑室腹腔分流术),除非存在腹腔脓肿或吸收障碍。脑室心房分流术是另外一种可以选择的方法。如果腹腔和心房都不能适用于分流术,对于7岁以上的儿童,还可以选择脑室胸腔分流术。

(二)分流管的选择

脑脊液分流系统至少包括三个组成部分:脑室端管,通常放置在侧脑室的枕角或额角;远端管,用来将脑脊液引流到远端可以被吸收的地方;以及阀门。传统的调压管通过打开一个固定的调压装置来调节脑脊液单向流动。这种压力调节取决于阀门的性质,一般分为低压、中压和高压。一旦阀门打开,对脑脊液流动产生一个很小的阻力,结果,当直立位时,由于地心引力的作用,可以产生一个很高的脑脊液流出率,造成很大的颅内负压,此过程称为"虹吸现象"。由于虹吸现象可以造成脑脊液分流过度,因此,某些分流管被设计成能限制脑脊液过分流出,尤其是当直立位时。例如,Delta 阀(Medtronic PS Medical,Goleta,CA)就是一种标准的振动膜型的压力调节阀,内有抗虹吸装置,用来减少直立位时脑脊液的过度分流。Orbis-Sigma 阀(Cordis,Miami)包含一个可变阻力、流量控制系统,当压力进行性升高时,通过不断缩小流出孔达到控制脑脊液过度分流的目的。虽然这一新的阀门被誉为是一种预防过度分流、增进治疗效果的有效装置,然而,最近的随机调查,比较 3 种分流装置(如普通的可调压阀、Delta 阀和Orbis-Sigma 阀)治疗儿童脑积水的效果,发现这 3 种分流装置在分流手术的失败率方面并没有显著性差异。最近又出来两种可编程的调压管,当此种分流管被埋入体内后,仍可在体外重新设置压力,此种分流管被广泛地应用在小儿脑积水上。虽然有大量的各种类型的分流管用于治疗脑积水,但是,至今还没有前瞻性的、随机的、双盲的、多中心的试验证明哪一种分流管比其他分流管更有效。

(三)脑室腹腔分流术

脑室腹腔分流术是儿童脑积水脑脊液分流术的首选。

1.手术指征

交通性和非交通性脑积水。

2.手术禁忌证

颅内感染不能用抗菌药物控制者;脑脊液蛋白明显增高;脑脊液中有新鲜出血;腹腔内有炎症、粘连,如手术后广泛的腹腔粘连、腹膜炎和早产儿坏死性小肠结肠炎;病理性肥胖。

3.手术步骤

手术是在气管插管全身麻醉下进行,手术前静脉预防性应用抗生素。患者位置放置在手术床头端边缘,靠近手术者,头放在凝胶垫圈上,置管侧朝外,用凝胶卷垫在肩膀下,使头颈和躯干拉直,以利于打皮下隧道置管。皮肤准备前,先用记号笔根据脑室端钻骨孔置管的位置(如额部或枕部)描出头皮切口,在仔细的皮肤准备后,再用笔将皮肤切口重新涂描一遍。腹部切口通常在右上腹或腹中线剑突下2~3横指距离。铺消毒巾后,在骨孔周边切开一弧形切口,掀开皮瓣,切开骨膜,颅骨钻孔,电凝后,打开硬脑膜、蛛网膜和软脑膜。

接着,切开腹部切口,打开进入腹腔的通道,轻柔地探查证实已进入腹腔。用皮下通条在头部与腹部切口之间打一皮下通道,再把分流装置从消毒盒中取出,浸泡在抗生素溶液中,准备安装入人体内。分流管远端装置包括阀门穿过皮下隧道并放置在隧道内,隧道外管道用浸泡过抗生素的纱布包裹,避免与皮肤接触。接着,根据术前CT测得的数据,将分流管插入脑室预定位置并有脑脊液流出,再将分流管剪成需要的长度,与阀门连接,用0号线打结,固定接口。然后,提起远端分流管,证实有脑脊液流出后,将管毫无阻力地放入到腹腔内。抗生素溶液冲洗伤口后,二层缝合伤口,伤口要求严密缝合,仔细对合,最后用无菌纱布覆盖。有条件的单位还可以在超声和/或脑室镜的引导下,将分流管精确地插入到脑室内理想的位置。脑室镜还能穿破脑室内的隔膜,使脑脊液互相流通。

4.分流术后并发症的处理

(1)机械故障:近端阻塞(即脑室端管道阻塞)是分流管机械障碍的最常见原因。其他原因包括分流管远端的阻塞或分流装置其他部位的阻塞(如抗虹吸部位的阻塞);腹腔内脑脊液吸收障碍引起的大量腹水,阻止了脑脊液的流出;分流管折断;分流管接口脱落;分流管移位;远端分流管长度不够;近端或远端管道位置放置不妥当。当怀疑有分流障碍时,需做头部CT扫描,并与以前正常时的头部CT扫描相比较,以判断有否脑室扩大。同时还需行分流管摄片,判断分流管接口是否脱落、断裂,脑室内以及整个分流管的位置、远端分流管的长度,以及有否分流管移位。

(2)感染:分流管感染发生率为2%~8%。感染引起的后果是严重的,包括智力和局部神经功能损伤、大量的医疗花费,甚至死亡。大多数感染发生在分流管埋置术后的头6个月,约占90%,其中术后第一个月感染的发生率为70%。最常见的病原菌为葡萄球菌,其他为棒状杆菌、链球菌、肠球菌、需氧的革兰阴性杆菌和真菌。6个月以后的感染就非常少见。由于大多数感染是因为分流管与患者自身皮肤接触污染引起,所以手术中严格进行无菌操作非常重要。

分流术后感染包括伤口感染并累及分流管、脑室感染、腹腔感染和感染性假性囊肿。感染的危险因素包括小年龄、皮肤条件差、手术时间长、开放性神经管缺陷、术后伤口脑脊液漏或伤口裂开、多次的分流管修复手术以及合并有其他感染。感染的患者常有低热，或有分流障碍的征象，还可以有脑膜炎、脑室内炎症、腹膜炎或蜂窝织炎的表现。临床表现为烦躁、头痛、恶心、呕吐、昏睡、食欲减退、腹痛、分流管处皮肤红肿、畏光和颈强直。头部 CT 显示脑室大小可以有改变或无变化。

一旦怀疑分流感染，应抽取分流管内的脑脊液化验，做细胞计数和分类，蛋白、糖测定，革兰染色和培养以及药物敏感试验。脑脊液送化验后，开始静脉广谱抗生素应用。患者还必须接受头部 CT 扫描，头部 CT 能显示脑室端管子的位置、脑室的大小和内容物，包括在严重的革兰阴性菌脑室炎症时出现的局限性化脓性积液。如果患者主诉腹痛或有腹胀表现，还需要给予腹部 CT 或超声检查，以确定有否腹腔内脑脊液假性囊肿。另外，还有必要行外周血白细胞计数和血培养，因为分流感染的患者常有血白细胞计数升高和血培养阳性。

如果脑脊液检查证实感染，需手术拔除分流管，脑室外引流并留置中心静脉，全身合理抗生素应用，直到感染得到控制，新的分流管得到重新安置。

（3）过度分流：多数分流管无论是高压还是低压都会产生过度分流。过度分流能引起硬膜下积血、低颅内压综合征或脑室裂隙综合征。硬膜下积血是由于脑室塌陷，致使脑皮层从硬膜上被牵拉下来，桥静脉撕裂出血引起。虽然硬膜下血肿能自行吸收无须治疗，但是，对于有症状的或进行性增多的硬膜下血肿仍需手术，以利于脑室再膨胀。除了并发硬膜下血肿，过度分流还能引起低颅压综合征，产生头痛、恶心、呕吐、心动过快和昏睡，这些症状在体位改变时尤其容易发生。低颅压综合征的患者，当患者呈现直立位时，会引起过度分流，造成颅内负压，出现剧烈的体位性头痛，必须躺下才能缓解。如果症状持续存在或经常发作并影响正常生活、学习，就需要行分流管修复术，重新埋置一根压力较高的分流管，或抗虹吸管或者压力较高的抗虹吸分流管。

过度分流也还能引起裂隙样脑室，即在放置了分流管后，脑室变得非常小或呈裂隙样。在以前的回顾性研究中，裂隙脑的发生率占 80.0%，有趣的是 88.5% 的裂隙脑的患者可以完全没有症状，而在 11.5% 有症状的患者中，仅 6.5% 的患者需要手术干预。裂隙脑综合征的症状偶尔发生，表现为间断性的呕吐、头痛和昏睡。影像学表现为脑室非常小，脑室外脑脊液间隙减少，颅骨增厚，没有颅内脑脊液积聚的空间。此时，脑室壁塌陷，包绕并阻塞脑室内分流管，使之无法引流。最后，脑室内压力升高，脑室略微扩大，分流管恢复工作。由于分流管间断性的阻塞、工作,引起升高的颅内压波动,造成神经功能急性损伤。手术方法包括脑室端分流管的修复,分流阀压力上调以增加阻力,安加抗虹吸或流量控制阀,分流管同侧的颞下去骨瓣减压。

(4)孤立性第四脑室扩张:脑积水侧脑室放置分流管后,有时会出现孤立性第四脑室扩张,这在早产儿脑室内出血引起的出血后脑积水尤其容易发生,感染后脑积水、反复分流感染、室管膜炎也会引起。这是由于第四脑室入口与出口梗阻,闭塞的第四脑室产生的脑脊液使得脑室进行性扩大,出现头痛、吞咽困难、低位颅神经麻痹、共济失调、昏睡和恶心、呕吐。婴儿可有长吸式呼吸和心动过缓。对于有症状的患者,可以另外行第四脑室腹腔分流术。然而,当脑室随着脑脊液的引流而缩小时,脑干向后方正常位置后移,结果,第四脑室内的分流管可能会碰伤脑干。另外,大约40%的患者术后1年内需要再次行分流管修复术。还有一种治疗方法是枕下开颅开放性手术,将第四脑室与蛛网膜下腔和基底池打通,必要时还可以同时再放置一根分流管在第四脑室与脊髓的蛛网膜下腔。近年来,内镜手术又备受推崇,即采用内镜下导水管整形术和放置支撑管的脑室间造瘘术,以建立孤立的第四脑室与幕上脑室系统之间的通路。

(四)内镜第三脑室造瘘术

1.手术指证

某些类型的阻塞性脑积水,如导水管狭窄和松果体区、后颅窝区肿瘤或囊肿引起的阻塞性脑积水。

2.禁忌证

交通性脑积水。另外,小于1岁的婴幼儿成功率很低,手术需慎重。对于存在有病理改变的患者,成功率也很低,如肿瘤、已经做过分流手术、曾有过蛛网膜下腔出血、曾做过全脑放射治疗(简称放疗)以及显著的第三脑室底瘢痕增生,其成功率仅为20%。

3.手术方法

第三脑室造瘘术方法是在冠状缝前中线旁2.5~3.0 cm额骨上钻一骨孔,将镜鞘插过孟氏孔并固定,以保护周围组织,防止内镜反复进出时损伤脑组织。硬性或软性内镜插入镜鞘,通过孟氏孔进入第三脑室,在第三脑室底中线处,乳头小体开裂处前方造瘘,再用2号球囊扩张管通过反复充气和放气将造瘘口扩大。造瘘完成后,再将内镜伸入脚间池,观察蛛网膜,确定没有多余的蛛网膜阻碍脑脊液流入蛛网膜下腔。

4.并发症及处理

主要并发症为血管损伤继发出血。其他报道的并发症有心脏暂停、糖尿病发作、抗利尿激素不适当分泌综合征、硬膜下血肿、脑膜炎、脑梗死、短期记忆障碍、感染、周围相邻脑神经损伤(如下丘脑、腺垂体、视交叉),以及动脉损伤引起的术中破裂出血或外伤后动脉瘤形成造成的迟发性出血。动态 MRI 可以通过评价脑脊液在第三脑室造瘘口处的流通情况而判断造瘘口是否通畅。如果造瘘口不够通畅,有必要行内镜探查,尝试再次行造瘘口穿通术,若原造瘘口处瘢痕增生无法再次手术穿通,只得行脑室腹腔分流术。

九、结果和预后

未经治疗的脑积水预后差,50％的患者在 3 岁前死去,仅 20％～23％能活到成年。活到成年的脑积水患者中,仅有 38％有正常智力。脑积水分流术技术的发展使得儿童脑积水的预后有了很大的改善。许多做了分流手术的脑积水儿童可以有正常的智力,参加正常的社会活动。50％～55％脑积水分流术的儿童智商超过 80。癫痫常预示着脑积水分流术的儿童有较差的智力。分流并发症反复出现的脑积水儿童预后差。

第二节 病毒性脑炎

病毒性脑炎是指各种病毒感染引起的脑实质的炎症,如果仅仅脑膜受累称为病毒性脑膜炎,如果脑实质与脑膜同时受累则称为病毒性脑膜脑炎。该病是小儿最常见的神经系统感染性疾病之一,2 岁以内小儿脑炎的发病率最高,每年约为16.7/10 万,主要发生于夏秋季,约 70％的病毒性脑炎和脑膜炎发生于6～11 月。病毒性脑炎的病情轻重差异很大,轻者预后良好,重者可留有后遗症甚至导致死亡。

一、病因

目前国内外报道有 100 多种病毒可引起脑炎病变,但引起急性脑炎较常见的病毒是肠道病毒、单纯疱疹病毒、虫媒病毒、腺病毒、巨细胞病毒及某些传染病病毒等。由于计划免疫的不断广泛和深入,使得脊髓灰质炎病毒、麻疹病毒等引起的脑炎已经少见,腮腺炎病毒、风疹病毒及流行性乙型脑炎病毒等引起的脑炎也大幅度地减少。近年来肠道病毒 71 型引起的脑炎在亚洲流行,已造成极大危害。

不同病毒引起的脑炎,具有不同的流行特点。如流行性乙型脑炎,由蚊虫传播,因而主要发生在夏秋季节(7~9 月)。人对乙脑病毒普遍易感,但感染后发病者少,多呈隐性感染,感染后可获得较持久的免疫力,故患病者大多为儿童,占患者总数的 60%~70%,2~6 岁发病率最高。在我国肠道病毒脑炎最常见,也主要发生在夏秋季,且大多数患者为小儿;肠道病毒 71 型引起的脑炎患儿多在5 岁以下,重症致死者多在 3 岁以下。单纯疱疹病毒脑炎则高度散发,一年四季均可发生,且可感染所有年龄人群。

二、发病机制

(一)病毒性脑炎的感染途径

1.病毒入侵途径

病毒进入机体的主要途径有皮肤、结膜、呼吸道、肠道和泌尿生殖系统。

(1)完好的皮肤可以抵御病毒的进入,当皮肤损伤或被虫媒咬伤时,病毒即可进入机体,例如日本乙型脑炎、森林脑炎病毒等。

(2)结膜感染,嗜神经病毒、肠道病毒和腺病毒可由结膜感染而进入中枢神经系统。

(3)呼吸道是病毒进入中枢神经系统的主要途径,这些病毒包括带状疱疹病毒、EB 病毒、巨细胞病毒、淋巴脉络膜炎病毒、狂犬病毒、Lassa 病毒、麻疹病毒、风疹和流感 A 病毒等。这些病毒可通过上呼吸道黏膜感染进入人体,亦可直接通过肺泡进入人体,当病毒颗粒≤5 μm 时,可直接进入肺泡,诱发巨噬细胞破坏组织上皮,进入局部淋巴组织,经胸导管或局部淋巴结而扩散到全身,然后经血-脑屏障而进入中枢神经系统。

(4)消化道,如 EB 病毒、肠道病毒 71 型等,均可由消化道进入。

2.病毒到中枢神经系统的扩散途径

病毒感染机体后是否进入中枢神经系统取决于病毒的性质、病毒寄生部位以及机体对病毒的免疫反应。其主要扩散途径有以下几种。

(1)随血液进入:病毒进入人体后在局部复制,经淋巴结→淋巴管→胸导管进入血液产生初级的病毒血症,然后病毒随血流扩散到全身器官,并再次复制,导致次级病毒血症。病毒在血流中可以病毒颗粒的方式游离于血浆中(如肠道病毒)或与白细胞、血小板和红细胞并存(如麻疹病毒在淋巴细胞内,HIV 在

CD4$^+$T细胞内)。游离病毒颗粒经血液多次循环以后,可引起免疫反应或被抗体中和而排除。淋巴细胞内病毒有抗免疫能力,当达到一定浓度后可通过血-脑屏障而侵入中枢神经系统。有些病毒可以损伤血-脑屏障,如HIV-1感染血-脑屏障的内皮细胞,以非细胞溶解机制进入中枢神经系统,亦可经内皮细胞直接感染脑实质或进入脑脊液后再移行至脑实质而产生脑和脊髓实质的病毒感染。

(2)沿神经进入:病毒进入体内后,经过初级复制侵入局部周围神经,然后沿周围神经轴索向中枢侵入。例如,狂犬病毒、假狂犬病毒、脊髓灰质炎病毒、带状疱疹病毒和单纯疱疹病毒,这些病毒均可经局部神经沿轴索侵入。病毒颗粒在轴索内的移行速度很慢,狂犬病毒的移行速度为3 mm/d,单纯疱疹病毒的移行速度为16 mm/d。

(二)病毒性脑炎的免疫机制

病毒具有较强的免疫原性,能诱导机体产生针对自身的免疫应答。其后果既可表现为抗病毒的保护作用,也可导致对脑组织的免疫损伤。

病毒感染后,首先激发中枢神经系统的胶质细胞表达大量的主要组织相容性复合体(MHC)Ⅰ类和Ⅱ类分子,这样胶质细胞就可作为抗原提呈细胞将病毒抗原处理成免疫原性多肽,以MHC分子-抗原肽复合物的形式表达于细胞表面。T细胞特异性的识别抗原提呈细胞所提呈的MHC分子-抗原肽复合物,然后被激活和增生,进而分化成效应细胞。活化的T细胞产生穿孔素和颗粒酶,穿孔素可与双层脂质膜结合,插入靶细胞膜,形成异常通道,使Na$^+$、水分子进入靶细胞内,K$^+$及大分子物质(如蛋白质)则从胞内逸出,从而改变细胞渗透压,最终导致细胞溶解。颗粒酶与穿孔素有协同作用,还有内源性核苷酸酶效应,在T细胞致靶细胞发生凋亡的过程中发挥重要作用。T细胞被激活后还可产生多种细胞因子,如TNF-α、IL-1β、IL-2、IL-4、IL-6和IFN-γ等,这些细胞因子中,TNF-α和IL-6参与了脑组织的破坏和死亡,而IFN-γ则能减少神经节内潜伏的病毒量,限制活化的病毒扩散从而降低感染的严重程度。因此病毒性脑炎引起的神经系统损伤,主要由于:①病毒对神经组织的直接侵袭。病毒大量增殖,引起神经细胞变性、坏死和胶质细胞增生与炎症细胞浸润。②机体对病毒抗原的免疫反应。剧烈的炎症反应可导致脱髓鞘病变及血管和血管周围的损伤,而血管病变又影响脑循环加重脑组织损伤。

三、病理

受累脑组织及脑膜充血水肿,有单核细胞、浆细胞、淋巴细胞浸润,常环绕血管形成血管套。可有血管内皮及周围组织的坏死,胶质细胞增生可形成胶质结节。神经细胞呈现不同程度的变性、肿胀和坏死,可见噬神经细胞现象。神经细胞核内可形成包涵体,神经髓鞘变性、断裂。如果脱髓鞘病变严重,常提示是感染后或变态反应性脑炎。大多脑炎病变呈弥漫分布,但也有不少病毒具特异的嗜好性,如单纯疱疹病毒脑炎易侵犯颞叶,虫媒病毒脑炎往往累及全脑,但以大脑皮质、间脑和中脑最为严重。肠道病毒 71 型嗜好脑干神经核和脊髓前角细胞,易导致严重的脑干脑炎或脑干脊髓炎。

四、临床表现

由于病毒性脑炎的病变部位和轻重程度差别很大,因此临床表现多种多样,且轻重不一。轻者1～2周恢复,重者可持续数周或数月,甚至致死或致残。即使是同一病原引起者,也有很大差别。有的起病时症状较轻,但可迅速加重;有的起病突然,频繁惊厥;但大多患儿先有全身感染症状,而后出现神经系统的症状体征。

(一)前驱症状

可有发热、头痛、上呼吸道感染症状、精神萎靡、恶心、呕吐、腹痛、肌痛等。

(二)神经系统症状体征

(1)颅内压增高:主要表现为头痛、呕吐、血压升高、心动过缓、婴儿前囟饱满等,严重时可呈现去脑强直状态,甚至出现脑疝危及生命。

(2)意识障碍:轻者无意识障碍,重者可出现不同程度的意识障碍、精神症状和异常行为。少数患儿精神症状非常突出。

(3)惊厥:常出现全身性或局灶性抽搐。

(4)病理征和脑膜刺激征均可阳性。

(5)局灶性症状体征:如肢体瘫痪、失语、颅神经障碍等。一侧大脑血管病变为主者可出现小儿急性偏瘫;小脑受累明显时可出现共济失调;脑干受累明显时可出现交叉性偏瘫和中枢性呼吸衰竭;后组颅神经受累明显则出现吞咽困难,声音低微;基底神经节受累明显则出现手足徐动、舞蹈动作和扭转痉挛;肠道病毒 71 型易侵犯脑干背部,故常出现抖动、肌阵挛、共济失调、心率加快、血压改变、脑神经功能障碍等,重者由于迷走神经核严重受累可引起神经源性肺水肿、心功能障碍和休克。

(三)其他系统症状

如单纯疱疹病毒脑炎可伴有口唇或角膜疱疹,柯萨奇病毒脑炎可伴有心肌炎和各种不同类型的皮疹,腮腺炎脑炎常伴有腮腺肿大。肠道病毒 71 型脑炎可伴随手足口病或疱疹性咽峡炎。

五、辅助检查

(一)脑脊液检查

脑脊液压力增高,外观多清亮,白细胞总数增加,多在 $300 \times 10^6/L$ 以上,以淋巴细胞为主。少数患儿脑脊液白细胞总数可正常。单纯疱疹病毒脑炎脑脊液中常可见到红细胞。病毒性脑炎患儿脑脊液蛋白质大多轻度增高或正常,糖和氯化物无明显改变。涂片或培养均无细菌发现。

(二)病毒学检查

1.病毒分离与鉴定

从脑脊液、脑组织中分离出病毒,具有确诊价值,但需时间较长。

2.血清学检查

双份血清法,或早期 IgM 测定。

3.分子生物学技术

PCR 技术可从患儿呼吸道分泌物、血液、脑脊液中检测病毒 DNA 序列,从而确定病原。

(三)脑电图

主要表现为高幅慢波,多呈弥漫性分布,可有痫样放电波,对诊断有参考价值。需要强调的是脑炎的脑电图变化是非特异性的,亦可见于其他原因引起的脑部疾病,必须结合病史及其他检查分析判断。

(四)影像学检查

严重病例 CT 和 MRI 均可显示炎性病灶形成的大小不等、界限不清、不规则低密度或高密度影灶,但轻症病脑患儿和病毒性脑炎的早期多不能发现明显异常改变。

六、诊断和鉴别诊断

病毒性脑炎的诊断主要靠病史、临床表现、脑脊液检查和病原学鉴定。在临床上应注意和下列疾病进行鉴别。

(一)化脓性脑膜炎

经过不规则治疗的化脓性脑膜炎,其脑脊液改变可以与病毒性脑炎相似,应结合病史、治疗经过、特别是病原学检查进行鉴别。

(二)结核性脑膜炎

婴幼儿结核性脑膜炎可以急性起病,而且脑脊液细胞总数及分类与病毒性脑炎相似,有时容易混淆。但结核性脑膜炎脑脊液糖和氯化物均低,常可问到结核接触史,身体其他部位常有结核灶,再结合 PPD 试验和血沉等,可以鉴别。

(三)真菌性脑膜炎

起病较慢,病程长,颅内压增高明显,头痛剧烈,脑脊液墨汁染色可确立诊断。

(四)其他

如 Reye's 综合征、中毒性脑病等亦需鉴别。

七、治疗

病毒性脑炎至今尚无特效治疗,仍以对症处理和支持疗法为主。

(一)一般治疗

应密切观察病情变化,加强护理,保证营养供给,维持水电解质平衡,重症患儿有条件时应在 PICU 监护治疗。

(二)对症治疗

(1)控制高热可给予物理降温或化学药物降温。

(2)及时处理颅内压增高和呼吸循环功能障碍。对于颅内压明显增高的重患儿,迅速稳妥地降低颅内压非常重要。一般选用 20%甘露醇,0.5～1.0 g/kg,每 4～8 小时 1 次,必要时再联合应用 3%氯化钠、呋塞米、清蛋白、激素等。

(3)控制惊厥可适当应用止惊剂如地西泮、苯巴比妥等。

(三)病因治疗

(1)对于疱疹病毒脑炎可给予阿昔洛韦治疗,每次 10 mg/kg,每次滴注时间为 1 小时以上,每 8 小时用 1 次,疗程1～2 周。

(2)甲型流感病毒可试用奥司他韦。

(3)对其他病毒感染可酌情选用干扰素、更昔洛韦、利巴韦林、静脉注射免疫球蛋白等。

(四)肾上腺皮质激素的应用

急性期应用可控制炎症反应,减轻脑水肿、降低颅内压,有一定疗效,但意见尚不一致。

(五)抗生素的应用

对于重症婴幼儿或继发细菌感染者,应适当给予抗生素。

(六)康复治疗

对于重症恢复期患儿或留有后遗症者,应进行康复治疗。可给予功能训练、针灸、按摩、高压氧等康复措施,以促进各种功能的恢复。

八、预后

大部分病毒性脑炎患儿在1~2周内康复,部分患儿病程较长。重症患儿可留下不同程度后遗症,如肢体瘫痪、癫痫、智力低下、失语、失明等。除肠道病毒71型引起者外,其他肠道病毒脑炎死亡率很低,后遗症也不多。但单纯疱疹病毒脑炎和乙型脑炎死亡率仍在10％以上,且存活者后遗症发生率也高。

九、预防

由于风疹、麻疹、脊髓灰质炎、流行性乙型脑炎、流行性腮腺炎等减毒疫苗的广泛应用,使得这些病毒引起的脑炎已明显减少,但有些病毒(如埃可病毒、柯萨奇病毒、肠道病毒71型)尚不能用疫苗预防,因此指导儿童加强体育锻炼,增强体质;开展爱国卫生运动,积极消灭蚊虫,保证饮食洁净等,对预防病毒性脑炎的发生有重要作用。

第三节 脑 性 瘫 痪

脑性瘫痪是指出生前到出生后一个月内各种原因所致的非进行性脑损伤。症状在婴儿期内出现,一般可由产前、产时和生后病因引起,而其中以窒息、胆红素脑病及低出生体重为三大高危因素。本病主要表现为中枢运动障碍及姿势异常,并伴智力低下、癫痫、行为异常或感知觉障碍。

一、病因

(一)引起脑性瘫痪的各类原因

病因很多,既可发生于出生前,如各种原因所致的胚胎期脑发育异常等;也可发生在出生时,如新生儿窒息、产伤等;还可发生于出生后,如某些心肺功能异常疾病(先天性心脏病、呼吸窘迫症等)引起的脑损伤。

(二)引起脑性瘫痪的具体原因

目前归纳起来主要有下列原因:新生儿窒息、黄疸、早产、妊娠早期用药、新生儿痉挛、低体重、急产、母体中毒、阴道流血、颅内出血、产程过长、前置胎盘、母患精神病、妊娠中毒症、吸入性肺炎、双胎、巨大儿、妊娠反应重、脐带绕颈、胎头吸引、臀位、横位、硬肿症等,其发病率为 2‰~3‰。

二、诊断

患者具有下列第(1)~(4)项可诊断为本病。

(1)有自主运动功能障碍,可表现为痉挛性瘫痪,肌张力增高,腱反射亢进,踝阵挛和巴宾斯基征阳性,足部马蹄状内翻,足尖着地。托起患儿时双下肢可呈剪刀状交叉。或表现为手足徐动、共济失调、肌张力低下、四肢震颤。

(2)生后或幼儿时期发病,病变稳定,非进行性。

(3)可伴智力低下、视觉障碍、听力障碍、癫痫、语言障碍、精神行为异常。

(4)排除进行性疾病所致的中枢性瘫痪,如遗传代谢性疾病,变性疾病、肿瘤、肌营养不良等。

三、鉴别诊断

(一)痉挛型瘫痪

痉挛型瘫痪应与其他神经系统进行性疾病所致的中枢性瘫痪鉴别,如脑白质不良、大脑半球及脊髓肿瘤所致的瘫痪等。

(二)肌张力低下型

肌张力低下型应与婴儿型脊髓性肌萎缩相鉴别。

(三)共济失调型

共济失调型应与慢性进展的小脑退行性变性鉴别。

四、治疗

(一)一般治疗

保证营养供给,给予高热量、高蛋白及富有维生素、易消化的食物。对行动不便的患儿在生活和饮食要进行管理,防止营养不良及压力性损伤的发生。加强心理治疗,积极鼓励患儿,配合锻炼和治疗,防止自卑心理。

(二)药物治疗

常用的药物有脑神经营养药、肌肉松弛剂等。药物治疗只有在必要时才使用,它不能替代功能性训练。

1.巴氯芬

巴氯芬属于一种抗痉挛药,对于全身多处痉挛的患儿,可采用口服该药治疗。

2.A型肉毒毒素(BTX-A)

一般在注射后几日显效,可维持3~8个月,此时应及时开展个体化的综合性治疗,如功能性肌力训练、软组织牵拉、佩戴支具等,充分利用肌张力降低带来的康复机遇。注射后4~6个月痉挛会再度升高,但无论从痉挛程度还是运动能力均不会回到注射前水平,必要时可再次注射。

(三)其他治疗

1.物理治疗

物理治疗主要通过制定治疗性训练方案来实施,常用的技术包括软组织牵拉、抗异常模式的体位性治疗、调整肌张力技术、功能性运动强化训练、肌力和耐力训练、平衡和协调控制、物理因子辅助治疗等。

2.心理行为治疗

脑性瘫痪患儿常伴随多种心理行为问题,如自闭、多动等。健康愉悦的家庭环境、增加与同龄儿交往以及尽早进行心理行为干预是防治的关键。

五、预后

脑性瘫痪早期发现,早期治疗,容易取得较好疗效。

第四节 进行性肌营养不良

进行性肌营养不良为原发于肌肉组织的遗传性疾病,是一组进行性对称性的肌肉无力和萎缩。大多有家族史。近年来,特别是自20世纪90年代以来,分子生物学研究的进展,使以肌营养不良(MD)为代表的一组肌病在认识和诊断水平方面都有极大的发展。

一、发病机制

数十年来,关于肌营养不良的发病机制有多种学说,如血管源性、神经源性、肌纤维再生错乱和肌细胞膜功能障碍学说等,每种学说均有支持点与不支持点,其中以肌纤维胞膜功能学说最具支持点,主要解释了 Duchenne 型肌营养不良(DMD)和 Becker 型肌营养不良(BMD)的发病机制,经研究证实,该两型肌营养不良症是由于位于 $XP^{21.1}$ 上抗肌萎缩蛋白(Dystrophin)基因的缺陷所致,该基因是当今已知基因中最大的基因,有 2 500 个碱基,占整个 X 染色体长度的 1%,大部分序列为内含子,主要在骨骼肌、平滑肌、心肌及脑组织中表达,包括 75～79 个外显子,Dystrophin 由 3 685 个氨基酸组成,属膜蛋白成分,位于肌细胞膜的内层起细胞骨架的作用,能与肌动蛋白组合,Dystrophin 的缺乏或减少能引起不同程度的肌细胞膜功能障碍,使大量的游离 Ca^{2+}、高浓度的细胞外液和补体成分进入肌纤维内,引起肌细胞内的蛋白质释放,补体激活,导致肌原纤维断裂,坏死和巨噬细胞对这些坏死组织的吞噬清除,血清肌酶谱升高,Dystrophin 基因突变的形式多种多样,缺乏或缺陷的形式也多种多样,引起不同的临床表型,Dystrophin 存在的量与疾病的临床程度密切相关,在 DMD 中,Dystrophin 的量不足正常人的 3%,而 BMD 者为正常人的 15% 以上。除量的多寡外,Dystrophin 缺乏的部位亦与表型有关,在 DMD 中,基因片段的缺失引起 Dystrophin 羧基端不能与相关蛋白(DAP)结合,而 BMD 是一种剪断的形式,剪断的部位多样化,若在 N 端与 C 端之间剪断,中部棒状区的序列缺失则 BMD 更为良性。其他型别的肌营养不良亦有突破,但确切的机制有待进一步研究。

二、临床表现

(一)Duchenne 型肌营养不良症

Duchenne 型肌营养不良症(DMD)又称为假肥大型肌营养不良症,是一种常见的致死性神经骨骼肌系统 X 性连锁隐性遗传病,发病率为活产男婴的1/3 500,患病率为(13～35)/10 万,分布于世界各地人群中,多发病于男孩,女孩极少患病,多为携带者,患儿母亲半数以上可查获血清肌酶异常,病因为骨骼肌、心肌、平滑肌及脑组织中 XP^{21} Dystrophin 基因突变,引起其表达物抗肌萎缩蛋白的表达缺如(不足正常人的 3%)。

患儿学行走时就易被察觉,以后陆续就诊。跑、跳动作发育落后于同龄儿童,甚至走路易跌倒,上楼和下蹲之后站立困难,肌无力自躯干和四肢近端开始,下肢重于上肢,由于下肢肌无力,出现"鸭步"(行走时足跟不着地,腹部前凸,头向前冲而胸部后倾,躯干左右晃动),肩胛带的肌无力萎缩,出现"翼状肩"(双臂前撑时两肩胛向后突起,形如双翼),两臂平举困难,有 Gower 现象(从仰卧位起立时按下列顺序完成:由仰卧位转为俯侧卧位,然后以双手支撑双足背、膝部等处顺次攀扶,并同时将躯干重量后移,才能完全起立),以上症状逐渐加重,四肢近端肌肉萎缩明显,但 90% 左右患者同时伴有双腓肠肌假性肥大,质地坚硬似软橡皮,假性肥大也可见于三角肌、臀肌、股四头肌、肱三头肌、肛下肌等处,80% 伴有心肌损害,出现心肌肥厚,各种心律失常和心力衰竭;90% 以上患儿有心电图的异常,表现为高 R 波,Q 波加深,右室肥大,右束支传导阻滞等表现,平滑肌一般不受损害,但有恶心、呕吐等急性胃扩张的报道。

早期肌肉受累后,张力低下,腱反射减退或消失,严重时由于肌肉无力,萎缩和挛缩,关节活动少后出现畸形,跟膝部挛缩出现足尖行走的跛行。

Dystrophin 基因的病变还影响脑的 *Dystrophin* 的表达,因此患儿智能低下,学习成绩低劣,此外尚有牙齿排列不齐,门牙宽阔而齿缘呈锯状,犬齿特别明显。

(二)Becker 型肌营养不良

Becker 型肌营养不良与 DMD 一样同属 X-连锁隐性遗传疾病,由 XP^{21} *Dystrophin* 基因突变引起骨骼肌中 *Dystrophin* 蛋白表达减少(15%)或分子量的改变(85%),但本病临床罕见,发病率仅及 Duchenne 型的 1/10。

此型肌营养不良症起病比较晚,进展较缓慢,一般在 5~10 岁起病,20~75 岁丧失独立行走能力。多在运动后诉腓肠肌痉挛,需轮椅代步的年龄在25岁左右,常存活至 40~50 岁,多死于并发症,部分病者可表现为假肥大不明显,反而出现肌肉萎缩。

(三)Emery-Dreifuss 肌营养不良症

Emery-Dreifuss 肌营养不良症也属于 X-连锁隐性遗传,基因定位于 Xq^{28},基因调控产物依曼蛋白功能不清,其临床表现很像 DMD 疾病在女性患者中的表现,一般以上臂、肩胛、大腿前群肌肉的萎缩和无力为主要特征。肌无力常早期发生,并与挛缩相伴存,其中以肘后部和跟腱为最突出,臂在伸直时会感到突然受阻,酷似骨头一样硬,本病缓慢进展,逐步累及其余的肌群,如髋关节等部位,严重时可有心肝并发症而骤死,或者伴严重室性心肌病或室性心力衰竭。

(四)肢带型肌营养不良

肢带型肌营养不良青少年期起病,肩胛带与骨盆带肌萎缩无力,与

Duchenne 型、面肩肱型同属常见类型，一般进展缓慢，男女均可患病，随病程进展，受累肌肉逐渐波及上、下肢带的全部肌肉，而致上楼困难以及举臂不能。预后比 Duchenne 型好。临床上须与肢带综合征鉴别，后者的肌电图与肌活检均为神经源性改变。

(五)面肩肱型肌营养不良

面肩肱型肌营养不良患病率为(0.4～0.5)/10 万，为常染色体显性遗传，亦有散发病例，发病年龄跨度大，一般在青春期起病，男女均可患病。其典型的临床表现是面肌受累呈特殊的肌病面容(闭目不全，噘嘴不能，蹙眉，皱额困难，嘴唇增厚等)，肩胛带及上臂肌群乃至胸大肌也可受累，严重时可出现翼状肩，衣架肩，游离肩等多种特殊姿势，但下肢受累较轻，虽可有轻度腓肠肌肥大，但可长期坚持步行。

其他型少见，且多于成年后发病。

三、实验室检查

(一)生化检查

存在多种血清肌酶谱增高，以肌酸磷酸激酶(CPK)及其同工酶(CPK-MB)升高最明显，其中假肥大型检出率最高，肢带型次之，面肩肱型相对较低，其他肌酶如乳酸脱氢酶(LDH)，肌红蛋白(Mb)都可能不同程度的升高。不同年龄的 DMD 患者，可因所处病程早晚的不同而酶谱升高的程度不同。一般而言，3～4 岁血清 CPK、PK、Mb、LDH 活性最高，可达正常值的 100 倍以上，晚期由于肌肉的纤维化，逐渐减少产生肌酶的场所，所以血清肌酶反而不高。

血清醛缩酶(ALD)、丙酮酸激酶(PK)的升高几乎只见于进行性肌营养不良患者，且在本病症状尚不明显时业已升高，故对早期诊断和鉴别诊断更有价值。

(二)肌电图

肌电图检查提示肌原性改变，受累肌肉主动收缩时，动作电位的幅度减低，间歇期缩短，多相电位中度增加，单个运动单位的范围和纤维密度减少，但各型略有差异。假肥大型较少强直电活动，肢带型强直样电活动较多。

(三)肌组织活检

可见肌组织呈原发性肌病的病理变化，即肌纤维大小不等，有变性坏死和再生改变，间质中结缔组织和脂肪组织增生。各型肌营养不良病理变化大致相同。

此外患者尚可有心脏损害，表现在：①心肌损害以左室后壁为主；②潜在的心功能不全;③杂合子也有心功能不同程度的改变。头部 CT 检查可发现部分患者有脑萎缩,以假肥大型明显,其智力商数值(IQ)亦有不同程度的降低。

四、诊断和鉴别诊断

典型肌营养不良症者可根据隐袭起病,进行性加重的肢体近端肌无力,性环链或常染色体显性或隐性遗传形式,血清中 CPK、LDH、ALD、PK 等升高特征以及肌活检而予以诊断,然而不同年龄起病的肌营养不良症者必须与有关疾病相鉴别。

(一)婴儿型脊肌萎缩症

主要与 DMD 相区别,要点是起病年龄更早,有时可见肌束震颤,其肌肉萎缩在肢体远端亦明显,肌电图及肌活检检查可资鉴别。

(二)良性先天性肌张力不全症

应与先天性或婴儿期肌营养不良症鉴别,特点为无肌萎缩,CPK 含量正常,肌活检无特殊发现,预后良好。

(三)重症肌无力

主要是全身骨骼肌或单纯眼肌无力,呈活动后加重,休息后减轻,晨轻暮重等特点,新斯的明试验阳性。肌电图低频电刺激呈波幅递减现象。

(四)多发性肌炎

主要与肢带型区别,多发性肌炎的发展较快,常有肌痛,无家族遗传史,肌活检可提供明确的鉴别依据。

(五)直性肌营养不良症

有肌强直,常伴白内障,脱发和性腺萎缩。血清酶改变不大。

五、治疗

目前尚无特殊疗法,只能做一般的对症支持治疗。

(一)加兰他敏

25 mg,肌内注射,每天 1~2 次,若有疗效,常在第 3~4 周出现,1 个月为 1 个疗程,亦可间断反复应用。

(二)肌生注射液

400~800 mg 肌内注射,每天 1~2 次,1 个月为 1 个疗程,部分病例可以改善临床症状。

(三)别嘌呤醇

50～100 mg,每天 3 次口服,3 个月为 1 个疗程,可能有效,但要注意消化道不良反应,其机制是能防止一种供肌肉收缩和生长的高能化合物"腺苷三磷酸"的分解,从而缓解其病情。

(四)胰岛素-葡萄糖疗法

目的在于促进肌组织中糖原合成。皮下注射胰岛素,第 1 周每天 4 U,第 2 周每天 8 U,第3～4 周每天 12 U,第 5 周每天 16 U,于每次注射后 15 分钟口服葡萄糖 30～100 g,有效者可于2～3 个月后重复 1 个疗程,该法对早期肌萎缩不太明显者有一定疗效,对晚期病例无作用。

(五)钙通道阻滞剂

维拉帕米具有抑制转换膜对钙的透入作用,有一定效果。

(六)适当时机的外科矫形手术

改善上肢和足部的功能。严重的足下垂可用矫形鞋。

六、预防

由于无特效疗法,预防就显得特别突出,目前主要有以下两个重要措施。

(一)检出携带者

1.家系分析

DMD 患者的女性亲属可能是携带者,可分为:①肯定携带者,有一名或一名以上患儿的母亲,同时患者的姨表兄弟或舅父也有同病者;②很可能携带者,指散发病例的母亲或患者的同胞姐妹。根据 Buyes 对可能携带者的数理结构推测,一个妇女生过一个患儿和一个正常男孩者,50%为携带者,生过两个正常男孩和一个患儿者,33%为携带者,生三个正常男孩和一个患儿者,20%的可能性为携带者。

2.生化测定

联合检查血清 CPK、MB、LDH,对携带者的检出率和准确率分别为 81.82%和 92.86%,但由于血清酶水平在正常女性与女性携带者之间有一定的重叠,易造成误诊,故该项检测仪作为确定携带者的参考。

3.分子生物学方法

目前已开始应用于检出携带者,因 *Dyserophin* 的基因突变机制复杂,一种检测技术只限于某一种或几种突变,阴性结果不能排除其他类型突变的可能,所以方法多种,并不断推陈出新。

(1)限制性片段长度多态性(RFLP):为早期的方法,根据 DNA 限制性内切酶片段长度多态性,通过家系连锁分析找出与缺失 DMD 基因相连锁的多态性 DNA 片段,作为遗传标记追踪其在家族成员中的传递,从而检出携带者。

(2)DNA 探针 SouthCern 杂交法:根据 DNA 剂量效应判断缺失型 DMD 基因携带者。

(3)定量 PCR 方法:通过比较正常位点与缺失位点占 PCR 产物量的不同,诊断缺失型 DMD 携带者,方法简便,快速,准确,敏感性高,适于推广。

(4)短串联重复 CA 序列多态性分析法:利用 PCR 方法找出其多态性,对没有缺失的或为重复突变的 DMD 家系中携带者的检出作为首选。

(二)产前诊断

以往主张对携带者孕妇的男胎行胎镜下胎血检查 CPK 或 Mb,异常者终止妊娠,但创伤性大,特异性不高,目前逐渐由分子生物学方法取代,该法不需先行鉴别胎儿性别,可在早期妊娠或中期取绒毛组织或羊水检查。对于缺失型 DMD 选用 RFLP 方法找出与 DMD 基因连锁的片段,或用 CDNA 探针、PCR 方法等直接找出缺失的位点,基因诊断的方法正逐步成熟,当今出现的基因芯片技术为大范围的多种基因病变的进行性肌营养不良的基因诊断提供了可能。

七、预后

病情持续进展,预后较差的假肥大型的死亡年龄平均为 17~19 岁,41.9% 死于呼吸衰竭,40.3% 死于心力衰竭,10.5% 死于心肺功能不全。

第六章
小儿呼吸系统疾病

第一节　急性上呼吸道梗阻

呼吸道梗阻包括发生于呼吸道任何部位的正常气流被阻断。阻断的部位如果位于呼吸道隆突以上,往往会迅速引起窒息,危及生命。阻断的部位如果位于呼吸道隆突以下,影响支气管或小气道的气流,但不致立刻危及生命。急性上呼吸道梗阻不仅包括上呼吸道,也包括隆突以上所有气道的梗阻。上呼吸道梗阻危及患儿的情况取决于多方面的因素,包括梗阻的部位、梗阻的程度、梗阻发展的速度,以及患儿心脏和肺的功能状态。

一、病因

(一)引起急性上呼吸道梗阻病因的解剖分布

1.鼻咽和口咽

严重的面部创伤、骨折,咽部异物,扁桃体周围脓肿,咽旁脓肿,腭垂肿胀伴血管神经性水肿,黏膜天疱疮。

2.咽后壁软组织

咽后壁脓肿,咽后壁出血,颈椎损伤后水肿,烫伤和化学性损伤。

3.颈部软组织

创伤及医源性血肿,颌下蜂窝织炎。

4.会厌

急性会厌炎,外伤性会厌肿胀,过敏性会厌肿胀。

5.声门

创伤性声门损伤(常为医源性),手术引起的声带麻痹。

6.喉

急性喉炎,血管神经性水肿,喉痉挛,异物,手足抽搐伴发的喉痉挛、喉软化症,外伤、骨折、水肿、局部血肿,白喉的膜性渗出,传染性单核细胞增多症的膜性渗出,喉脓肿,软骨炎。

7.声门下区和气管

喉气管炎,喉气管软化,异物,插管、器械、手术引起的医源性水肿,膜性喉气管炎。

8.食管

食管异物,呕吐物急性吸入。

(二)引起急性上呼吸道梗阻病因的年龄分布

1.新生儿及小婴儿

其包括喉软化、声门下狭窄、声带麻痹、气管软化、血管畸形、血管瘤等。

2.新生儿～1岁

其包括先天性畸形(同上)、喉气管炎、咽后壁脓肿、异物等。

3.1～2岁

其包括如喉气管炎、异物、会厌炎等。

4.3～6岁

有肿大的扁桃体及腺样体、鼻充血、会厌炎和异物等。

二、临床表现

气道部分梗阻时可听到喘鸣音,可见到呼吸困难,呼吸费力,辅助呼吸肌参加呼吸活动。肋间隙、锁骨上窝、胸骨上窝凹陷。严重病例呼吸极度困难,头向后仰、发绀并窒息,如瞪眼、口唇凸出和流涎。患儿欲咳嗽,但咳不出。辅助呼吸肌剧烈运动,呈矛盾呼吸运动,吸气时胸壁下陷,而腹部却隆起,呼气时则相反。虽然拼命用力呼吸,但仍无气流,旋即呼吸停止,继而出现心律失常,最终发生致命的室性心律失常,可因低氧和迷走神经反射引起心跳停止而迅速死亡。

三、鉴别诊断

临床上常以喘鸣音作为鉴别诊断的依据。喘鸣是由鼻和气管之间的上呼吸道因部分梗阻而部分中断了气体的通道,由一股或多股湍流的气体所产生。喘鸣的重要意义在于反映部分性的气道梗阻。儿童患者的气道并非一固定的管道,而为一相当软的管道,其管腔的横断面积随压力的不同而发生变化。在正常呼吸时其变化较小,当有阻塞性病变时则表现得相当重要。正常呼吸时,作用于气道的压力变化在胸腔内外是完全相反的。吸气时,在胸腔内作用于气道壁的外周压力降低,因此,胸内气道趋于增宽;呼气时,外周压力升高使胸内气道变窄。胸外气道在吸气时,其周围软组织的压力保持近于不变,而胸腔内压力降低,使气道变窄;呼气时,胸腔内压力升高使胸外气道变宽。部分梗阻如果发生在气道内径能发生变化的部位,当气道变为最小时,梗阻将是最严重的。气道内径变小会使气流变慢并分裂,从而产生喘鸣。因此,胸外气道梗阻会产生吸气性喘鸣,胸内气道梗阻会产生呼气性喘鸣。较大的病变会产生吸气性和呼气性双相气流梗阻,从而引起双相(往返)喘鸣,双相喘鸣比单相喘鸣有更紧急的临床严重性。

喉是一固定性结构,其内径不随呼吸发生明显变化,婴儿喉腔最窄部位在声带处,横断面积为 $14\sim15$ mm^2。该部黏膜水肿仅 1 mm 时,可使气道面积减少65%。喉部病变多产生双相喘鸣。

不同病变引起的喘鸣的呼吸时相有以下 3 种病变。

(一)倾向于产生吸气性喘鸣的病变

先天性声带麻痹,喉软化,插管后喘鸣,急性喉炎,小颌、巨舌,甲状舌骨囊肿,声门上及声门蹼,声门下血管瘤,喉气管炎,会厌炎,咽后壁脓肿,白喉。

(二)常产生双期喘鸣的病变

先天性声门下狭窄,气管狭窄,血管环、血管悬带,声门下血管瘤,声门下蹼。

(三)倾向产生呼气性喘鸣的病变

气管软化,气管异物,纵隔肿瘤。

喘鸣的听觉特征可能对诊断有帮助,如喉软化症的喘鸣为高调、鸡鸣样、吸气性。声门梗阻亦产生高调喘鸣;而声门上病变通常产生低调、浑厚的喘鸣。粗糙的鼾声是咽部梗阻的表现。

发音的特征对上呼吸道梗阻的病因也可能提供诊断线索。如声音嘶哑,常见于急性喉炎、喉气管炎、白喉和喉乳头状瘤病;声音低沉或无声,常见于喉蹼、会厌炎和喉部异物。

咳嗽的声音也有一定诊断意义。犬吠样咳嗽高度提示声门下腔病变,"钢管乐样"咳嗽常提示气管内异物。

由于上呼吸道与食管相毗邻,因此,上呼吸道梗阻也可引起进食困难。在婴儿鼻咽梗阻时,由于鼻呼吸障碍,其所引起的进食困难常伴有窒息和吸入性呼吸困难;口咽梗阻,特别是舌根部病变及声门上喉部病变,均影响吞咽;咽后壁脓肿及声门上腔炎症,如会厌炎,不仅极不愿吞咽而且会引起流涎。

X线诊断:上呼吸道的梗阻在X线下有些疾病有特异性改变,有些则不具有特异性改变。在胸片上,上呼吸道梗阻的其他表现:①肺充气量趋于正常或减少,这与其他原因引起的呼吸困难所见的肺过度膨胀相反;②气道可见狭窄的部分;③若下咽腔包括在X线片内,则可见扩张。

四、治疗

(一)恢复气道通畅

急性上呼吸道梗阻患儿应立即设法使其气道通畅,尽量使患儿头向后仰。让患儿仰卧,抢救人员将一手置于患儿颈部,将颈部抬高,另一手置于额部,并向下压,使头和颈部呈过度伸展状态,此时舌可自咽后部推向前,使气道梗阻缓解。若气道仍未能恢复通畅,抢救者可改变手法,将一手指置于患儿下颌之后,然后尽力把下颌骨推向前;同时使头向后仰,用拇指使患儿下唇回缩,以便恢复通过口、鼻呼吸。若气道恢复通畅后,患儿仍无呼吸,应即刻进行人工机械通气。

(二)迅速寻找并取出异物

如果气道已经通畅,患儿仍无自主呼吸,通过人工机械通气肺仍不能扩张,应立即用手指清除咽喉部的分泌物或异物。患儿宜侧卧,医师用拇指和示指使患儿张口,用另一只手清除患儿口、咽部的分泌物或异物,以排出堵塞物。亦可用一长塑料钳,自口腔置入,深入患儿咽后部,探取异物,切勿使软组织损伤。亦可通过突然增加胸膜腔内压的方法,以形成足够的呼出气压力和流量,使气管内异物排出。具体做法是用力拍其肩胛间区或自患儿后方将手置于患儿的腹部,两手交叉,向上腹部施加压力。较安全的方法是手臂围绕于胸廓中部,婴儿围绕于下胸廓,用力向内挤压或用力拍击中背部,亦可得到类似结果。因为大部分吸入异物位于咽部稍下方的狭窄处,不易进一步深入,患儿因无足够的潮气量而无法将阻塞的异物排出。但此时患儿肺内尚有足够的残气量,故对胸或腹部迅速加压,排出的气量足以将异物排出。如有条件可在气管镜下取异物。

(三)气管插管、气管切开或环甲膜穿刺通气

来不及用上述方法或用上述方法失败的病例,以及其他情况紧急窒息时,如手足搐搦症喉痉挛、咽后壁脓肿、甲状舌骨囊肿等,可先做气管插管,必要时可做气管切开。来不及做气管切开时,可先用血浆针头做环甲膜穿刺,或连接高频通气,以缓解患儿缺氧。然后再做气管插管或做气管切开,并置入套管。

(四)病因治疗

引起上呼吸道梗阻的病因除了异物按上述方法抢救外,由其他病因所引起者,应分别按照病因进行处理。

第二节　急性上呼吸道感染

急性上呼吸道感染(AURI)简称上感,俗称"感冒",是小儿最常见的疾病是由各种病原体引起的上呼吸道炎症,主要侵犯鼻、咽、扁桃体及喉部。一年四季均可发病。若炎症局限在某一组织,即按该部炎症命名,如急性鼻炎、急性咽炎、急性扁桃体炎、急性喉炎等。急性上呼吸道感染主要用于上呼吸道局部感染定位不确切者。

一、病因

各种病毒和细菌均可引起,以病毒感染为主,可占原发性上呼吸道感染的90%以上,主要有鼻病毒、呼吸道合胞病毒、流感病毒、副流感病毒、腺病毒、单纯疱疹病毒、柯萨奇病毒、埃可病毒、冠状病毒、EB病毒等,少数可由细菌引起。由于病毒感染,上呼吸道黏膜失去抵抗力而继发细菌感染,最常见致病菌为A组溶血性链球菌、肺炎链球菌、流感嗜血杆菌、葡萄球菌等。近年来肺炎支原体亦不少见。

婴幼儿时期由于上呼吸道的解剖生理特点及免疫特点易患本病。营养障碍性疾病,如维生素D缺乏性佝偻病、锌或铁缺乏症,以及护理不当、过度疲劳、气候改变和不良环境因素等,给病毒、细菌的入侵造成了有利条件,则易致反复上呼吸道感染或使病程迁延。

二、临床表现

本病多发于冬春季节,潜伏期1~3天,起病多较急。由于年龄大小、体质强弱及病变部位的不同,病情的缓急、轻重程度也不同。年长儿症状较轻,而婴幼儿症状较重。

(一)一般类型上感

1.症状

(1)局部症状:流清鼻涕、鼻塞、打喷嚏,也可有流泪、微咳或咽部不适。患儿多于 3～4 天内不治自愈。

（2）全身症状：发热、烦躁不安、头痛、全身不适、乏力等。部分患儿有食欲缺乏、呕吐、腹泻、腹痛等消化系统的症状。有些患儿病初可出现脐部附近阵发性疼痛，多为暂时性，无压痛。可能是发热引起反射性肠痉挛或蛔虫骚动所致。如腹痛持续存在，多为并发急性肠系膜淋巴结炎应注意与急腹症鉴别。

婴幼儿发病迅速，全身症状为主，局部症状较轻。多有发热，有时体温可达 39～40 ℃，热程 2～3 天至 1 周不等，起病 1～2 天由于突发高热可引起惊厥，但很少连续多次发病，退热后惊厥及其他神经症状消失，一般情况良好。

年长儿以局部症状为主，全身症状较轻，无热或轻度发热，自诉头痛、全身不适、乏力。极轻者仅鼻塞、流稀涕、喷嚏、微咳、咽部不适等，多于 3～4 天内自愈。

2.体征

检查可见咽部充血，咽后壁滤泡肿大，如感染蔓延至鼻咽部邻近器官，可见相应的体征，如扁桃体充血肿大，可有脓性分泌物，下颌淋巴结肿大，压痛。肺部听诊多数正常，少数呼吸音粗糙或闻及痰鸣音。肠病毒感染者可见不同形态的皮疹。

（二）两种特殊类型上感

1.疱疹性咽峡炎

疱疹性咽峡炎由柯萨奇 A 组病毒引起，多发于夏秋季节，可散发或流行。临床表现为骤起高热，咽痛，流涎，有时呕吐、腹痛等。体查可见咽部充血，在咽腭弓、腭垂、软腭或扁桃体上可见数个至十数个 2～4 mm 大小灰白色的疱疹，周围有红晕，1～2 天后疱疹破溃形成小溃疡。病程一周左右。

2.咽-结合膜热

咽-结合膜热由腺病毒 3、7 型引起，多发生于春夏季，可在集体儿童机构中流行，以发热、咽炎和结膜炎为特征。临床表现为多呈高热、咽痛、眼部刺痛、结膜炎，有时伴有消化系统的症状。体查可见咽部充血、有白色点块状分泌物，周边无红晕，易于剥离，一侧或两侧滤泡性眼结膜炎，颈部、耳后淋巴结肿大。病程 1～2 周。

三、并发症

婴幼儿上呼吸道感染波及邻近器官，引起中耳炎、鼻窦炎、咽后壁脓肿、颈部淋巴结炎，或炎症向下蔓延，引起气管炎、支气管炎、肺炎等。年长儿若患 A 组溶血性链球菌性咽峡炎可引起急性肾小球肾炎、风湿热等。

四、实验室检查

病毒感染者血白细胞计数在正常范围内或偏低,中性粒细胞数减少,淋巴细胞计数相对增高。病毒分离、血清反应、免疫荧光、酶联免疫等方法,有利于病毒病原体的早期诊断。细菌感染者血白细胞数可增高,中性粒细胞增高,在使用抗菌药物前进行咽拭子培养可发现致病菌。链球菌引起者可于感染 2～3 周后血中 ASO 滴度增高。

五、诊断和鉴别诊断

根据临床表现不难诊断,但应与以下疾病相鉴别。

(一)流行性感冒

流行性感冒由流感病毒、副流感病毒所致,有明显的流行病史。局部症状轻,全身症状重,常有发热、头痛、咽痛、四肢肌肉酸痛等,病程较长。

(二)急性传染病早期

上呼吸道感染常为急性传染病的前驱症状,如麻疹、流行性脑脊髓膜炎、脊髓灰质炎、猩红热、百日咳、伤寒等,应结合流行病史、临床表现及实验室资料等综合分析,并观察病情演变加以鉴别。

(三)急性阑尾炎

上呼吸道感染同时伴有腹痛应与急性阑尾炎鉴别,本病腹痛常先于发热,腹痛部位以右下腹为主,呈持续性,有肌紧张和固定压痛点,白细胞及中性粒细胞数增高。

六、治疗

(一)一般治疗

(1)注意适当休息,多饮水,发热期间宜给流质或易消化食物。

(2)保持室内空气新鲜及适当的温度、湿度。

(3)加强护理,注意呼吸道隔离,预防并发症。

(二)抗感染治疗

1.抗病毒药物应用

病毒感染时不宜滥用抗生素。常用抗病毒药物以下几种。

(1)利巴韦林:具有广谱抗病毒作用,10～15 mg/(kg・d),口服或静脉滴注,或2 mg含服,1次/2 小时,6 次/天,疗程为 3～5 天。

(2)局部可用1％的利巴韦林滴鼻液,4次/天;病毒性结膜炎可用0.1％的阿昔洛韦滴眼,1次/1～2小时。

2.抗生素类药物

如果细菌性上呼吸道感染病情较重,有继发细菌感染,或有并发症者可选用抗生素治疗,常用者有青霉素和大环内酯类抗生素,疗程3～5天。如证实为溶血性链球菌感染或既往有风湿热、肾炎病史者,青霉素疗程应为10～14天。

(三)对症治疗

(1)退热:高热应积极采取降温措施,通常可用物理降温如冷敷、冷生理盐水灌肠、温湿敷或擦浴等方法,或给予阿司匹林、对乙酰氨基酚、布洛芬制剂口服或小儿退热栓(吲哚美辛栓)肛门塞入,均可取得较好的降温效果。非超高热最好不用糖皮质激素类药物治疗。

(2)高热惊厥者可给予镇静、止惊等处理。

(3)咽痛者可含服咽喉片。

(4)鼻塞者可在进食前或睡前用0.5％的麻黄素液滴鼻。用药前应先清除鼻腔分泌物,每次每侧鼻孔滴入1～2滴,可减轻鼻黏膜充血肿胀,使呼吸道通畅,便于呼吸和吮乳。

(四)中医疗法

常用中成药如银翘散、板蓝根冲剂、感冒退热冲剂、小柴胡冲剂、藿香正气散等。上呼吸道感染在中医称伤风感冒,根据临床辨证分为风寒感冒和风热感冒,分别选用辛温解表方剂和宜辛凉解表方剂,疗效可靠。

七、预防

(1)加强锻炼,以增强机体抵抗力防止病原体入侵。

(2)提倡母乳喂养,经常到户外活动,多晒阳光,防治营养不良及佝偻病。

(3)患者应尽量不与健康小儿接触,在呼吸道发病率高的季节,避免去人多拥挤的公共场所。

(4)避免发病诱因,注意卫生,保持居室空气新鲜,在气候变化时注意增减衣服,避免交叉感染。

(5)对反复呼吸道感染的小儿可用左旋咪唑每天2.5 mg/kg,每周服2天,3个月1个疗程。或用转移因子,每周注射1次,每次4 U,连用3～4月。中药黄芪每天6～9 g,连服2～3个月,对减少复发次数也有一定效果。

第三节　急性毛细支气管炎

　　急性毛细支气管炎是 2 岁以下婴幼儿特有的一种呼吸道感染性疾病,尤其以 6 个月内的婴儿最为多见,是此年龄段最常见的一种严重的急性下呼吸道感染,以呼吸急促、三凹征和喘鸣为主要临床表现。本病主要为病毒感染,50% 以上为呼吸道合胞病毒(RSV),其他副流感病毒、腺病毒亦可引起,RSV 是本病流行时唯一的病原。寒冷季节发病率较高,多为散发性,也可成为流行性。发病率男女相似,但男婴重症较多。早产儿、慢性肺疾病及先天性心脏病患儿为高危人群。

一、诊断

(一)表现

1.症状

　　(1)2 岁以内婴幼儿,急性发病。

　　(2)上呼吸道感染后 2～3 天出现持续性干咳和发作性喘憋,咳嗽和喘憋同时发生,症状轻重不等。

　　(3)无热、低热、中度发热,少见高热。

2.体征

　　(1)呼吸浅快,60～80 次/分,甚至 100 次/分以上;脉搏快而细,常达 160～200 次/分。

　　(2)鼻翕明显,有三凹征;重症面色苍白或发绀。

　　(3)胸廓饱满呈桶状胸,叩诊过清音,听诊呼气相呼吸音延长,呼气性喘鸣。毛细支气管梗阻严重时,呼吸音明显减低或消失,喘憋稍缓解时,可闻及弥漫性中、细湿啰音。

　　(4)因肺气肿的存在,肝脾被推向下方,肋缘下可触及,合并心力衰竭时肝脏可进行性增大。

　　(5)因不显性失水量增加和液体摄入量不足,部分患儿可出现脱水症状。

(二)辅助检查

1.胸部 X 线检查

　　胸部 X 线检查可见不同程度的梗阻性肺气肿(肺野清晰,透亮度增加),约

1/3的患儿有肺纹理增粗及散在的小点片状实变影(肺不张或肺泡炎症)。

2.病原学检查

取鼻咽部洗液做病毒分离检查,呼吸道病毒抗原的特异性快速诊断,呼吸道合胞病毒感染的血清学诊断,都可对临床诊断提供有力佐证。

二、鉴别诊断

患儿年龄偏小,在发病初期即出现明显的发作性喘憋,体检及X线检查在初期即出现明显肺气肿,故与其他急性肺炎较易区别。但本病还需与以下疾病鉴别。

(一)婴幼儿哮喘

婴儿的第一次感染性喘息发作,多数是毛细支气管炎。毛细支气管炎当喘憋严重时,毛细支气管接近于完全梗阻,呼吸音明显降低,此时湿啰音也不易听到,不应误认为是婴幼儿哮喘发作。如有反复多次喘息发作,亲属有变态反应史,则有婴幼儿哮喘的可能。婴幼儿哮喘一般不发热,表现为突发突止的喘憋,可闻及大量哮鸣音,对支气管扩张药及皮下注射小剂量肾上腺素效果明显。

(二)喘息性支气管炎

喘息性支气管炎发病年龄多见于1～3岁幼儿,常继发于上感之后,多为低至中等度发热,肺部可闻及较多不固定的中等湿啰音、喘鸣音。病情多不重,呼吸困难、缺氧不明显。

(三)粟粒性肺结核

粟粒性肺结核有时呈发作性喘憋,发绀明显,多无啰音。有结核接触史或家庭病史,结核中毒症状,PPD试验阳性,可与急性毛细支气管炎鉴别。

(四)可发生喘憋的其他疾病

其他疾病如百日咳、充血性心力衰竭、心内膜弹力纤维增生症、吸入异物等。

(1)因肺脏过度充气,肝脏被推向下方,可在肋缘下触及,且患儿的心率与呼吸频率均较快,应与充血性心力衰竭鉴别。

(2)急性毛细支气管炎一般多以上呼吸道感染症状开始,此点可与充血性心力衰竭、心内膜弹力纤维增生症、吸入异物等鉴别。

(3)百日咳为百日咳鲍特杆菌引起的急性呼吸道传染病,人群对百日咳普遍易感。目前我国百日咳疫苗为计划免疫接种,发病率明显下降。百日咳典型表现为阵发性、痉挛性咳嗽,痉咳后伴1次深长吸气,发出特殊的高调鸡鸣样吸气性吼声,俗称"回勾"。咳嗽一般持续 2～6 周。发病早期外周血白细胞计数增高,以淋巴细胞为主。采用鼻咽拭子法培养阳性率较高,第 1 周可达 90%。百日咳发生喘憋时需与急性毛细支气管炎鉴别,典型的痉咳、鸡鸣样吸气性吼声、白细胞计数增高以淋巴细胞为主、细菌培养百日咳鲍特杆菌阳性可鉴别。

三、治疗

该病最危险的时期是咳嗽及呼吸困难发生后的 48～72 小时,主要死因是过长的呼吸暂停、严重的失代偿性呼吸性酸中毒、严重脱水。病死率为 1%～3%。

(一)对症治疗

吸氧、补液、湿化气道、镇静、控制喘憋。

(二)抗生素

考虑有继发细菌感染时,应想到金黄色葡萄球菌、大肠埃希菌或其他院内感染病菌的可能。对继发细菌感染的重症患儿,应根据细菌培养结果选用敏感抗生素。

(三)并发症的治疗

及时发现和处理代谢性酸中毒、呼吸性酸中毒、心力衰竭及呼吸衰竭。并发心力衰竭时应及时采用快速洋地黄药物,如毛花苷 C。对疑似心力衰竭的患儿,也可及早试用洋地黄药物观察病情变化。

(1)监测心电图、呼吸和血氧饱和度,通过监测及时发现低氧血症、呼吸暂停及呼吸衰竭的发生。一般吸入氧气浓度在 40% 以上即可纠正大多数低氧血症。当患儿出现吸气时呼吸音消失,严重三凹征,吸入氧气浓度在 40% 仍有发绀,对刺激反应减弱或消失,血二氧化碳分压升高,应考虑做辅助通气治疗。病情较重的小婴儿可有代谢性酸中毒,需做血气分析。约 1/10 的患者有呼吸性酸中毒。

(2)毛细支气管炎患儿因缺氧、烦躁而导致呼吸、心跳增快,需特别注意观察肝脏有无在短期内进行性增大,从而判断有无心力衰竭的发生。小婴儿和有先天性心脏病的患儿发生心力衰竭的机会较多。

(3)过度换气及液体摄入量不足的患儿要考虑脱水的可能。观察患儿哭时有无眼泪,皮肤及口唇黏膜是否干燥,皮肤弹性及尿量多少等,以判断脱水程度。

(四)抗病毒治疗

利巴韦林、中药双黄连。

1.利巴韦林

常用剂量为每天 10～15 mg/kg,分 3～4 次。利巴韦林是 1972 年首次合成的核苷类广谱抗病毒药,最初的研究认为它在体外有抗 RSV 作用,但进一步的试验却未能得到证实。目前美国儿科协会不再推荐常规应用这种药物,但强调对某些高危、病情严重患儿可以用利巴韦林治疗。

2.中药双黄连

北京儿童医院采用双盲随机对照方法的研究表明,双黄连雾化吸入治疗 RSV 引起的下呼吸道感染是安全有效的方法。

(五)呼吸道合胞病毒(RSV)特异治疗

1.静脉用呼吸道合胞病毒免疫球蛋白(RSV-IVIG)

在治疗 RSV 感染时,RSV-IVIG 有两种用法:①一次性静脉滴注 RSV-IVIG 1 500 mg/kg;②吸入疗法,只在住院第 1 天给予 RSV-IVIG 制剂吸入,共 2 次,每次 50 mg/kg,约 20 分钟,间隔 30~60 分钟。两种用法均能有效改善临床症状,明显降低鼻咽分泌物中的病毒含量。

2.RSV 单克隆抗体

用法为每月肌内注射 1 次,每次 15 mg/kg,用于整个 RSV 感染季节,在 RSV 感染开始的季节提前应用效果更佳。

(六)支气管扩张药及肾上腺糖皮质激素

1.支气管扩张药

过去认为支气管扩张药对毛细支气管炎无效,目前多数学者认为,用 β 受体兴奋药治疗毛细支气管炎有一定的效果。综合多个研究表明,肾上腺素为支气管扩张药中的首选药。

2.肾上腺糖皮质激素

至今对糖皮质激素治疗急性毛细支气管炎的争议仍然存在,目前尚未达成共识。但有研究表明,糖皮质激素对毛细支气管炎的复发有一定的抑制作用。

四、疗效分析

(一)病程

一般为 5~15 天。恰当的治疗可缩短病程。

(二)病情加重

如果经过合理治疗病情无明显缓解,应考虑以下方面:①有无并发症出现,如合并心力衰竭者病程可延长;②有无先天性免疫缺陷或使用免疫抑制剂;③小婴儿是否输液过多,加重喘憋症状。

五、预后

预后大多良好。婴儿期患毛细支气管炎的患儿易于在病后半年内反复咳喘,随访 2～7 年有 20%～50% 发生哮喘。其危险因素为过敏体质、哮喘家族史、先天小气道等。

第四节　反复呼吸道感染

一、定义和诊断标准

呼吸道感染是儿童尤其婴幼儿最常见的疾病。据统计,发展中国家每年每个儿童患 4.2～8.7 次的呼吸道感染,其中多数是上呼吸道感染,肺炎的发生率则为每年每 100 个儿童 10 次。反复呼吸道感染是指一年内发生呼吸道感染次数过于频繁,超过一定范围。根据反复感染的部位可分为反复上呼吸道感染和反复下呼吸道感染(支气管炎和肺炎),对于反复上呼吸道感染或反复支气管炎国外文献未见有明确的定义或标准,反复肺炎国内外较为一致的标准是 1 年内患 2 次或 2 次以上肺炎,或在任一时间框架内患 3 次或 3 次以上肺炎,每次肺炎的诊断需要有胸部 X 线的证据。我国儿科学会呼吸学组于 1987 年制订了反复呼吸道感染的诊断标准,并于 2007 年进行了修订,如表 6-1。

表 6-1　反复呼吸道感染判断条件

年龄	反复上呼吸道感染	反复下呼吸道感染(次/年)	
(岁)	(次/年)	反复气管支气管炎	反复肺炎
0～2	7	3	2
3～5	6	2	2
6～14	5	2	2

注:①两次感染间隔时间 7 天以上。②若上呼吸道感染次数不够,可以将上、下呼吸道感染次数相加,反之则不能。但若反复感染是以下呼吸道为主,则应定义为反复下呼吸道感染。③确定次数须连续观察 1 年。④反复肺炎指 1 年内反复患肺炎≥2 次,肺炎须由肺部体征和影像学证实,两次肺炎诊断期间肺炎体征和影像学改变应完全消失。

二、病因和基础疾病

小儿反复呼吸道感染病因复杂,除了与小儿时期本身的呼吸系统解剖生理特点及免疫功能尚不成熟有关外,微量元素和维生素缺乏、环境因素、慢性上气道病灶等也是反复上呼吸道感染常见原因。对于反复下呼吸道感染尤其是反复肺炎患儿,多数存在基础疾病,我们对北京儿童医院106例反复肺炎患儿回顾性分析发现其中88.7%存在基础病变,先天性或获得性呼吸系统解剖异常是最常见的原因,其次为呼吸道吸入、先天性心脏病、哮喘、免疫缺陷病和原发纤毛不动综合征等。

(一)小儿呼吸系统解剖生理特点

小儿鼻腔短,后鼻道狭窄,没有鼻毛,对空气中吸入的尘埃及微生物过滤作用差,同时鼻黏膜嫩弱又富于血管,极易受到损伤或感染,鼻道狭窄经常引起鼻塞而张口呼吸。鼻窦黏膜与鼻腔黏膜相连续,鼻窦口相对比较大,鼻炎常累及鼻窦。小儿鼻咽部较狭小,喉狭窄而且垂直,其周围的淋巴组织发育不完善,防御功能较弱。婴幼儿的气管、支气管较狭小,软骨柔软,缺乏弹力组织,支撑作用薄弱,黏膜血管丰富,纤毛运动较差,清除能力薄弱,易引起感染,并引起充血、水肿、分泌物增加,易导致呼吸道阻塞。小儿肺的弹力纤维发育较差,血管丰富,间质发育旺盛,肺泡数量较少,造成肺含血量丰富而含气量相对较少,故易感染,并易引起间质性炎症或肺不张等。同时,小儿胸廓较短,前后径相对较大呈桶状,肋骨呈水平位,膈肌位置较高,使心脏呈横位,胸腔较小而肺相对较大,呼吸肌发育不完善,呼吸时胸廓活动范围小,肺不能充分地扩张、通气和换气,易因缺氧和CO_2潴留而出现面色青紫。以上特点容易引起小儿呼吸道感染,分泌物容易堵塞且感染容易扩散。

(二)小儿反复呼吸道感染的基础病变

1.免疫功能低下或免疫缺陷病

小儿免疫系统在出生时发育尚未完善,随着年龄增长逐渐达到成人水平,故小儿特别是婴幼儿处于生理性免疫低下状态,是易患呼吸道感染的重要因素。新生儿外周血T细胞数量已达成人水平,其中CD4细胞数较多,但CD4辅助功能较低且具有较高的抑制活性,一般6个月时CD4的辅助功能趋于正常。与细胞免疫相比,体液免疫的发育较为迟缓,新生儿B细胞能分化为产生IgM的浆细胞,但不能分化为产生IgG和IgA的浆细胞,有效的IgG类抗体应答需在生后3个月后才出现,2岁时分泌IgG的B细胞才达成人水平,而分泌IgA的B细胞5岁时才达成人水平。婴儿自身产生的IgG从3个月开始增多,1岁时达成人的60%,6~7岁时接近成人水平。IgG有IgG1、IgG2、IgG3和IgG4四个亚类,在正常成人血清中比率为 70%、20%、6% 和 4%，其中 IgG1、IgG3 为针对蛋白质抗原的主要抗体，而 IgG2、IgG4 为抗多糖抗原的重要抗体成分，IgG1 在 5～6 岁，IgG3 在 10 岁左右，IgG2 和 IgG4 在 14 岁达成人水平。新生儿 IgA 量极微，1 岁时仅为成人的 20%，12 岁达成人水平。另外，婴儿期非特异免疫如吞噬细胞功能不足，铁蛋白、溶菌酶、干扰素、补体等的数量和活性不足。

除了小儿时期本身特异性和非特异性免疫功能较差外，许多研究表明反复呼吸道感染患儿（复感儿）与健康对照组相比多存在细胞免疫、体液免疫或补体某种程度的降低，尤其是细胞免疫功能异常在小儿反复呼吸道感染中起重要作用，复感儿外周血 CD3$^+$ 细胞、CD4$^+$ 细胞百分率及 CD4$^+$/CD8$^+$ 比值降低，这种异常标志着辅助性 T 细胞功能相对不足，不利于对病毒等细胞内微生物的清除，也不利于抗体产生，因只有在抗原和辅助性 T 细胞信号的协同作用下，B 细胞才得以进入增殖周期。在 B 细胞应答过程中，辅助性 T 细胞（Th）除提供膜接触信号外，还分泌多种细胞因子，影响 B 细胞的分化和应答特征。活化的 Th$_1$ 细胞可通过分泌白细胞介素 2（IL-2），使 B 细胞分化为以分泌 IgG 抗体为主的浆细胞；而活化的 Th$_2$ 细胞则通过分泌白细胞介素 4（IL-4），使 B 细胞分化为以分泌 IgE 抗体为主的浆细胞。活化的抑制性 T 细胞（Ts）可通过分泌白细胞介素 10（IL-10）而抑制 B 细胞应答，就功能分类而言，CD8 T 细胞属于抑制性 T 细胞。反复呼吸道感染患儿 CD8 细胞百分率相对升高必然会对体液免疫反应产生不利影响，有报道复感儿对肺炎链球菌多糖抗原产生抗体的能力不足。分泌型 IgA（SIgA）是呼吸道的第一道免疫屏障，能抑制细菌在气道上皮的黏附及定植，直接刺激杀伤细胞的活性，可特异性或非特异性地防御呼吸道细菌及病毒的侵袭，因此对反复呼吸道感染患儿注意 SIgA 的检测。IgM 在早期感染中发挥重要的免疫防御作用，且 IgM 是通过激活补体来杀死微生物的。补体系统活化后可通过溶解细胞、细菌和病毒发挥抗感染免疫作用，补体成分降低或缺陷时，机体的吞噬和杀菌作用明显减弱。

呼吸系统是免疫缺陷病最易累及的器官，因此需要特别注意部分反复呼吸道感染患儿不是免疫功能低下或紊乱，而是存在各种类型的原发免疫缺陷病，最常见的是 B 淋巴细胞功能异常导致体液免疫缺陷病，如 X 连锁无丙种球蛋白血症（XLA）、常见变异型免疫缺陷病（CVID）、IgG 亚类缺乏症和选择性 IgA 缺乏症等。106 例反复肺炎患儿发现 6 例原发免疫缺陷病，其中 5 例为体液免疫缺陷病，年龄均在 8 岁以上，反复肺炎病程在 2～9 年，均在 2 岁后发病，表现为间断发热、咳嗽和咳痰，肝脾大 3 例，胸部 X 线合并支气管扩张 3 例，诊断根据血清免疫球蛋白的检查,2 例常见变异性免疫缺陷病反复检查血 IgG、IgM 和 IgA 测不出或明显降低。1 例 X 链锁无丙种球蛋白血症为 11 岁男孩,2 岁起每年肺炎 4~5 次,其兄 3 岁时死于多发性骨结核;查体扁桃体未发育,多次测血 IgG、IgM 和 IgA 含量极低,外周血 B 淋巴细胞明显减少,细胞免疫功能正常。1 例选择性 IgA 缺乏和 1 例 IgG 亚类缺陷年龄分别为 10 岁和 15 岁,经检测免疫球蛋白和 IgG 亚类诊断,这例 IgG 亚类缺陷患儿反复发热、咳嗽 6 年半,每年患肺炎住院 7~8 次。查体:双肺可闻及大量中等水泡音,杵状指(趾)。免疫功能检查 IgG 略低于正常低限,IgG2,IgG4 未测出。肺 CT 提示两下肺广泛支气管扩张。慢性肉芽肿病是一种原发吞噬细胞功能缺陷病,由于遗传缺陷导致吞噬细胞杀菌能力低下,临床表现婴幼儿期反复细菌或真菌感染(以肺炎为主)及感染部位肉芽肿形成,四唑氮蓝(NBT)试验可协助诊断,近年来我们发现多例反复肺炎和曲霉菌肺炎患儿存在吞噬细胞功能缺陷。

继发性免疫缺陷多考虑恶性肿瘤、免疫抑制剂治疗和营养不良,目前 HIV 感染已成为获得性免疫缺陷的常见原因,2 例艾滋病患儿年龄分别为 4 岁和 6 岁,病程分别为 3 月和 2 年,均表现间断发热、咳嗽,1 例伴腹泻和营养不良,2 例均有输血史,X 线表现为两肺间质性肺炎,经查血清 HIV 抗体阳性确诊。

2.先天气道和肺发育畸形

气道发育异常包括喉气管支气管软化、气管性支气管、支气管狭窄和支气管扩张,其中以喉气管支气管软化症最为常见,软化可发生于局部或整个气道,气道内径正常,但由于缺乏足够的软骨支撑这些患儿在呼气时气道发生内陷,气道阻力增加,气道分泌物排出不畅,易于感染,41 例反复肺炎患儿中 16 例经纤维支气管镜诊断为气管支气管软化症,其中 1 例 2 岁男孩,1 年内患"肺炎"5 次,纤支镜检查提示左总支气管软化症。气管性支气管是指气管内额外的或异常的支气管分支,通常来自气管右侧壁,这种异常损害了右上肺叶分泌物的排出或造成气管的严重狭窄。先天性支气管狭窄导致的肺部感染可发生于主干支气管或中叶支气管,而肺炎和肺不张后的支气管扩张发生于受累支气管狭窄部位的远端。

支气管扩张是先天或获得性损害。获得性支气管扩张多是由于肺的严重细菌感染后导致的局部气道损害,麻疹病毒、腺病毒、百日咳杆菌、结核分枝杆菌是最常见的病原,近年发现支原体感染也是支气管扩张的常见病原。支气管扩张分为柱状和囊状扩张,早期柱状扩张损害仅涉及弹性和气道肌肉支撑组织,积极治疗可部分或完全恢复。晚期囊状扩张损害涉及气道软骨,这时支气管形成圆形的盲囊,不再与肺泡组织交流。抗菌药物不能渗入到扩张区域的脓汁和潴留的黏液中,囊状支气管扩张属于不可逆性,易形成反复或持续的肺部感染。

肺发育异常包括左或右肺发育不良、肺隔离症、肺囊肿和先天性囊性腺瘤畸形均可引起反复肺炎。肺隔离症是一块囊实性成分组成的非功能性肺组织团块异常连接到正常肺,其血供来自主动脉而不是肺血管,通常表现为学龄儿童反复肺炎。支气管源性肺囊肿常位于气管周围或隆突下,囊肿被覆纤毛柱状上皮、平滑肌、黏液腺和软骨,感染可发生于囊肿本身或被囊肿压迫的周围肺。很多患者在婴儿期表现呼吸困难,这些患儿肺炎的发生往往是邻近正常肺蔓延而来,而一旦感染发生,由于与正常的支气管树缺乏连接使感染难于清除。先天性囊性腺瘤畸形约80%出生前的经超声诊断,表现为生后不久出现的呼吸窘迫,一小部分表现为由于支气管压迫和分泌物清除障碍引起的反复肺炎。

3.原发纤毛不动综合征

本病是由于纤毛先天结构异常导致纤毛运动不良,气道黏液纤毛清除功能障碍,表现反复呼吸道感染和支气管扩张,可同时合并鼻窦炎、中耳炎。部分病例有右位心或内脏转位称为Kartagener综合征。

4.囊性纤维化

囊性纤维化属遗传性疾病,遗传缺陷引起跨膜传导调节蛋白功能障碍,气道和外分泌腺液体及电解质转运失衡,呼吸道分泌稠厚的黏液并清除障碍,在儿童典型表现为反复肺炎、慢性鼻窦炎、脂肪痢和生长落后。囊性纤维化是欧洲和美洲白人儿童反复肺炎的常见原因,在我国则很少见。

5.先天性心脏病

先天性心脏病的患儿易患反复肺炎有几个原因:心脏扩大的血管或房室压迫气管,引起支气管阻塞和肺段分泌物的排出受损,导致肺不张和继发感染;左向右分流和肺血流增加增加了反复呼吸道感染的易感性,其机制尚不清楚;长期肺水肿伴肺静脉充血使小气道直径变小,肺泡通气减少和分泌物排出减少易于继发感染等。

(三)反复呼吸道感染的原因

1.反复呼吸道吸入

许多原因可以造成反复呼吸道吸入,可能是由于结构或功能的原因不能保护气道,或由于不能把口腔分泌物(食物、液体和口腔分泌物)传送到胃,或由于不能防止胃内容物反流。肺浸润的部位取决于吸入发生时患儿的体位,立位时多发生于中叶或肺底,而仰卧位时则易累及上叶。

吞咽功能障碍可由中枢神经系统疾病、神经-肌肉疾病或环咽部的解剖异常引起。闭合性脑损伤或缺氧性脑损伤形成的完全性中枢神经系统功能障碍经常发生口咽分泌物控制不良,通常伴有严重的智能落后和脑性瘫痪。慢性反复发作的癫痫也可导致反复吸入发生。外伤、肿瘤、血管炎、神经变性等引起的脑神经损害或功能障碍也与吞咽功能受损有关。某些婴儿吞咽反射成熟延迟可引起环咽肌肉不协调导致反复吸入。神经-肌肉疾病如肌营养不良可以有吞咽功能异常,气道保护反射如咳嗽呕吐反射减弱或缺乏,易于反复的微量吸入和感染。上气道的先天性或获得性的解剖损害(如腭裂、喉裂和黏膜下裂)引起吸入与吞咽反射不协调、气道清除能力下降和喂养困难有关。

食管阻塞或动力障碍同样可能引起呼吸道反复的微量吸入,血管环是外源性的食管阻塞最常见的原因,经肺增强 CT 和血管重建可确诊。其他较少见原因有肠源性的重复畸形、纵隔囊肿、畸胎瘤、心包囊肿、淋巴瘤和神经母细胞瘤等。食管异物是内源性食管阻塞的最常见原因,最重要的主诉是吞咽困难、吞咽痛和口腔分泌物潴留,部分患儿表现为反复喘鸣和胸部感染。食管蹼和食管狭窄也可引起食管内容物的吸入,表现为反复下呼吸道感染。

气管食管瘘与修复前和修复后的食管运动障碍有关,多数的气管食管瘘在出生后不久诊断,但小的 H 型的瘘可引起慢性吸入导致儿童期反复下呼吸道感染。许多儿童在气管食管瘘修复后仍有吸入是由于残留的问题如食管狭窄、食管动力障碍、胃食管反流和气管食管软化持续存在。胃食管反流的儿童可表现出慢性反应性气道疾病或反复肺炎。

2.支气管腔内阻塞或腔外压迫

(1)腔内阻塞:异物吸入是儿科患者腔内气道阻塞最常见的原因。常发生于6 个月~3 岁,窒息史或异物吸入史仅见于 40% 的患者,肺炎可发生于异物吸入数天或数周,延迟诊断或异物长期滞留于气道是肺炎反复或持续的原因。例如,1 例 2 岁女孩,临床表现反复发热、咳嗽 4 个月,家长否认异物吸入史,外院反复诊断左下肺炎。查体左肺背部可闻及管状呼吸音及细湿啰音,杵状指(趾)。胸片可见左肺广泛蜂窝肺改变,右肺大叶气肿,纤维支气管镜检查为左下异物(瓜子壳)。造成腔内阻塞的其他原因有支气管结核、支气管腺瘤和支气管内脂肪瘤等。

(2)腔外压迫:肿大的淋巴结是腔外气道压迫最常见的原因。感染发生是由于管外压迫导致局部气道狭窄引起黏液纤毛清除下降,气道分泌物在气道远端至阻塞部位的潴留,这些分泌物成为感染的根源,同时反复抗生素治疗可引起耐药病原菌的感染。

气道压迫最常见原因是结核分枝杆菌感染引起的淋巴结肿大,肿大淋巴结可以发生在支气管旁、隆突下和肺门周围区域。在某些地区真菌感染如组织胞浆菌病或球孢子菌病也可引起气道压迫和继发细菌性肺炎。

非感染原因引起的肺淋巴结肿大也可导致外源性气道压迫。结节病可引起淋巴组织慢性非干酪性肉芽肿样损害,往往涉及纵隔淋巴结。纵隔的恶性疾病如淋巴瘤偶然引起腔外气道压迫,但以反复肺炎为主要表现并不常见。

心脏和大血管的先天异常也可导致大气道的管外压迫,压迫导致气道狭窄或引起局部的支气管软化,感染的部位取决于血管压迫的区域。这些异常包括双主动脉弓、由右主动脉弓组成的血管环、左锁骨下动脉来源异常、动脉韧带、无名动脉压迫和肺动脉索,其中最常见的是双主动脉弓包围气管和食管,症状通常始于婴儿早期,除了感染并发症外,可能包括喘息、咳嗽和吞咽困难。肺动脉索为一实体,左肺动脉缺如,供应左肺的异常血管来自右肺动脉,这一血管压迫了右支气管。

3.支气管哮喘

支气管肺炎是哮喘的一个常见并发症,同时也有部分反复肺炎患儿实际上是未诊断的哮喘,这在临床并不少见。造成哮喘误诊为肺炎的原因是部分哮喘患儿急性发作时,临床表现不典型,如以咳嗽为主要表现,无明显的喘息症状,由于黏液栓阻塞胸部 X 线表现为肺不张,也有部分原因是对哮喘的认识不够。

4.营养不良、微量元素及维生素缺乏

营养不良能引起广泛免疫功能损伤,由于蛋白质合成减少,胸腺、淋巴结萎缩,各种免疫激活剂缺乏,免疫功能全面降低,尤其是细胞免疫异常,营养不良引起免疫功能低下容易导致感染;反复感染又可引起营养吸收障碍而加重营养不良,造成恶性循环。

钙剂能增强气管、支气管纤毛运动,使呼吸道清除功能增强,同时又可提高肺巨噬细胞的吞噬能力,加强呼吸道防御功能。因此血钙降低必然会影响机体免疫状态导致机体抵抗力下降,以及易致呼吸道感染。当患维生素 D 缺乏性佝偻病时,患儿可出现肋骨串珠样改变、赫氏沟、肋骨外翻、鸡胸等骨骼的改变,能使胸廓的生理活动受到限制而影响小儿呼吸,并加重呼吸肌的负担。

微量元素锌、铁缺乏可影响机体的免疫功能与反复呼吸道感染有关。锌对免疫系统的发育和免疫功能的正常会产生一定的影响。锌参与体内 40 多种酶的合成,并与 200 多种酶的活性有关。缺锌可引起体内相关酶的活性下降,导致核酸、蛋白、糖、脂肪等多种代谢障碍。同时缺锌可使机体的免疫器官(胸腺、脾

脏)和全身淋巴器官重量减轻、甚至萎缩,致使 T 细胞功能下降,体液免疫功能受损而削弱机体免疫力,导致反复呼吸道感染。

铁是人体中最丰富的微量元素,婴幼儿正处在生长发育的黄金时期,对铁的需要相对增多,若体内储蓄铁减少,如果不及时补充,可导致铁缺乏。铁也与多种酶的活性有关,如过氧化氢酶、过氧化物酶、单氨氧化酶等。缺铁时这些酶的活性降低,影响机体的代谢过程及肝内 DNA 的合成,儿茶酚胺的代谢受抑制,并且铁能直接影响淋巴组织的发育和对感染的抵抗力。缺铁性贫血或铁缺乏症儿童的特异性免疫功能(包括细胞和体液免疫功能)和非特异性免疫功能均有一定程度的损害,故易发生反复呼吸道感染。有研究表明反复呼吸道感染患儿急性期血清铁水平明显低于正常,感染发生频率与血清铁下降程度有关,补充铁剂后感染次数明显减少,再感染症状也明显减轻。

铅暴露对儿童及青少年健康可产生多方面危害,除了对神经系统、精神记忆功能、智商及行为能力等方面的影响外,铅暴露对幼儿免疫系统功能也有影响,且随着血铅水平的增高,这种影响越显著;有研究表明铅能抑制某些免疫细胞的生长和分化,削弱机体的抵抗力,使机体对细菌、病毒感染的易感性增加;血铅含量与血 IgA、IgG 水平存在较明显的负相关,因此血铅升高也是反复呼吸道感染的一个原因。

维生素 A 对维持呼吸道上皮细胞的分化及保持上皮细胞的完整性具有重要的作用。正常水平的维生素 A 对维持小儿的免疫功能具有重要的作用。而当维生素 A 缺乏时,呼吸道黏膜上皮细胞的生长和组织修复发生障碍,带纤毛的柱状上皮细胞纤毛消失,上皮细胞出现角化、脱落阻塞气道管腔,而且腺体细胞功能丧失,分泌减少,呼吸道局部的防御功能下降。此时病毒和细菌等微生物易于侵入造成感染。有研究表明反复呼吸道感染患儿血维生素 A 的水平降低,且降低水平与疾病严重程度呈正相关,回升情况与疾病的恢复水平平行,补充维生素 A 可降低呼吸道感染的发生率。

5.环境因素

环境的变化与呼吸道的防卫有密切关系,尤其是小儿对较大的气候变化的调节能力较差,在北方多见于冬春时,南方多见于夏秋两季气温波动较大时。当白天与夜间温差加大、气温多变、忽冷忽热时,小儿机体内环境不稳定,对外界适应力差,很易患呼吸道感染。此外空气污染程度与小儿的呼吸道感染密切相关,居住在城镇比在农村儿童发病率高,与城镇内汽车尾气、工业污水、废气等对空气污染有关,家庭内化纤地毯、室内装修、油漆和被动吸烟等,有害气体吸入呼吸道,直接破坏支气管黏膜的纤毛上皮,降低呼吸道黏膜抵抗力,易患呼吸道感染。居住人口密集,人员流动多,空气流动差,也会增加发病率。

家庭中有呼吸系统病患者、入托幼机构、家里饲养宠物也是易患反复呼吸道感染的环境因素,原因是这些情况下儿童易受生活环境中病原体的传染、变应原刺激,以及脱离家庭进入陌生的环境(托儿所)发生心理、生理、免疫方面的改变和缺少了家里父母的悉心照顾。

6.上呼吸道慢性病灶

小儿上呼吸道感染如治疗不及时,可形成慢性病灶如慢性扁桃体炎、鼻炎和鼻窦炎,细菌长期处于隐伏状态,一旦受凉、过劳或抵抗力下降时,就会引起反复发病。小儿鼻窦炎症状表现不典型,常因鼻涕倒流入咽以致流涕症状不明显,而以咳嗽为主要症状。脓性分泌物流入咽部或吸入支气管导致咽炎、腺样体炎、支气管炎等疾病。因此慢性扁桃体炎,慢性鼻-鼻窦炎和过敏性鼻炎是部分患儿反复呼吸道感染的原因。

三、诊断思路

对于反复呼吸道感染患儿首先是根据我国儿科呼吸组制订的标准确定诊断,然后区分该患儿是反复上呼吸道感染,还是反复下呼吸道感染(支气管炎,肺炎),或者是二者皆有。

对于反复上呼吸道感染患儿,多与免疫功能不成熟或低下、护理不当、入托幼机构的起始阶段、环境因素(居室污染和被动吸烟)、营养因素(微量元素缺乏,营养不良)有关,部分儿童与慢性病灶有关,如慢性扁桃体炎、慢性鼻窦炎和过敏性鼻炎等,进一步检查包括血常规、微量元素和免疫功能检查,摄鼻窦片,请五官科会诊等。

对于反复支气管炎的学前儿童,多由于反复上呼吸道感染治疗不当,使病情向下蔓延,少数有潜在基础疾病,如先天性喉气管支气管软化症,伴有反复喘息的患儿尤其应与婴幼儿哮喘、支气管异物相鉴别。反复支气管炎的学龄儿童,多与反复上呼吸道感染治疗不当、鼻咽部慢性病灶、咳嗽变应性哮喘和免疫功能低下引起一些病原体反复感染有关;进一步的检查包括血常规、免疫功能、变应原筛查、病原学检查(咽培养,支原体抗体等)、肺功能、五官科检查(纤维喉镜),必要时行支气管镜检查。

反复肺炎患儿多数存在基础疾病,应进行详细检查,首先根据胸部 X 线平片表现区分是反复或持续的单一部位肺炎还是多部位肺炎,在此基础上结合病史和体征选择必要的辅助检查。对于反复单一部位的肺炎,诊断第一步应进行支气管镜检查,对于支气管异物可达到诊断和治疗目的。也可发现其他的腔内阻塞如结核性肉芽肿、支气管腺瘤或某些支气管先天异常如支气管软化、狭窄、开口异常或变异。如果支气管镜正常或不能显示,胸部 CT 增强和气管血管重建可以明确腔外压迫造成支气管阻塞(纵隔肿物、淋巴结或血管环),支气管扩张和支气管镜不能发现的远端支气管腔阻塞,以及先天性肺发育异常如肺发育不良、肺隔离症、先天性肺囊肿和先天囊腺瘤样畸形等。

对于反复或持续的多部位的肺炎,如果患儿为婴幼儿,以呛奶、溢奶或呕吐为主要表现,考虑呼吸道吸入为反复肺炎的基础原因,应进行消化道造影、24 小时食管 pH 检测。心脏彩超检查可以排除有无先天性心脏病。免疫功能检查除了常规的 CD 系列和 Ig 系列外,应进行 IgG 亚类、SIgA、补体及 NBT 试验检查。年长儿自幼反复肺炎伴慢性鼻窦炎或中耳炎,应考虑免疫缺陷病、原发纤毛不动综合征或囊性纤维化,进行免疫功能检查、纤毛活检电镜超微结构检查或汗液试验。反复肺炎伴右肺中叶不张,应考虑哮喘,进行变应原筛查、气道可逆性试验或支气管激发试验有助于诊断。反复间质性肺炎有输血史应考虑 HIV 感染,进行血 HIV 抗体检测。反复肺炎伴贫血应怀疑特发性肺含铁血黄素沉着症,应进行胃液或支气管肺泡灌洗液含铁血黄素细胞检查。

四、鉴别诊断

(一)支气管哮喘

哮喘常因呼吸道感染诱发,因此常被误诊为反复支气管炎或肺炎。鉴别主要是哮喘往往有家族史、患儿多为特应性体质如易患湿疹、过敏性鼻炎,肺部可多次闻及喘鸣音,变应原筛查阳性,肺功能检查可协助诊断。

(二)特发性肺含铁血黄素沉着症

急性出血等易误诊为反复肺炎,特点为反复发作的小量咯血,往往为痰中带血,同时伴有小细胞低色素性贫血,咯血和贫血不成比例,胸片双肺浸润病灶短期内消失。慢性反复发作后胸片呈网点状或粟粒状阴影,易误诊为粟粒型肺结核。

(三)闭塞性毛细支气管炎并(或)机化性肺炎

闭塞性毛细支气管炎(BO)、闭塞性毛细支气管炎并机化性肺炎(BOOP)多为特发性,感染、有毒气体或化学物质吸入等也可诱发,临床表现为反复咳嗽、喘息、肺部听诊可闻及喘鸣音和固定的中小水泡音。肺功能提示严重阻塞和限制性通气障碍。肺片和高分辨 CT 表现为过度充气,细支气管阻塞及支气管扩张。BOOP 并发肺实变,有时呈游走性。

(四)肺结核

小儿肺结核临床多以咳嗽和发热为主要表现,如纵隔淋巴结明显肿大可压迫气管、支气管出现喘息症状,易于误诊为反复肺炎和肺不张。鉴别主要通过结核接触史、卡介苗接种史和结核菌素试验,以及肺 CT 上有无纵隔和肺门淋巴结肿大等。

五、治疗

小儿反复呼吸道感染病因复杂,因此积极寻找病因,进行针对性的病因治疗是这类患儿的基本的治疗原则。

(一)免疫调节治疗

当免疫功能检查发现患儿存在免疫功能低下时,可使用免疫调节剂进行免疫调节治疗。所谓免疫调节剂泛指调节、增强和恢复机体免疫功能的药物。此类药物能激活一种或多种免疫活性细胞,增强机体的非特异性和特异性免疫功能,包括增强淋巴细胞对抗原的免疫应答能力,提高机体内 IgA、IgG 水平,从而使患儿低下的免疫功能得到好转或恢复正常,以达到减少呼吸道感染的次数。目前常用的免疫调节剂有以下几种,在临床中可以根据经验和患儿具体情况选用。

1.细菌提取物

(1)必思添:含有两个从克雷伯肺炎杆菌中提取的糖蛋白,能增强巨噬细胞的趋化作用和使白细胞介素-1(IL-1)分泌增加,从而提高特异性和非特异性细胞免疫及体液免疫,增加 T、B 淋巴细胞活性,提高 NK 细胞、多核细胞、单核细胞的吞噬功能。用法为每月服用 8 天,停 22 天,第 1 个月为 1 mg,2 次/天;第 2、3 个月为 1 mg,1 次/天,空腹口服,连续 3 个月为 1 个疗程。这种疗法是通过反复刺激机体免疫系统,使淋巴细胞活化,并产生免疫回忆反应,达到增强免疫功能的作用。

(2)泛福舒:自 8 种呼吸道常见致病菌(流感嗜血杆菌、肺炎链球菌、肺炎和臭鼻克雷伯杆菌、金黄色葡萄球菌、化脓性和绿色链球菌、脑膜炎奈瑟菌)提取,具有特异和非特异免疫刺激作用,能提高反复呼吸道感染患儿 T 淋巴细胞反应性及抗病毒活性,能激活黏膜源性淋巴细胞,刺激补体和细胞活素生成及促进气管黏膜分泌分泌型免疫球蛋白。实验表明,口服泛福舒后能提高 IgA 在小鼠血清中的浓度及肠、肺中的分泌。用法为每天早晨空腹口服 1 粒胶囊(3.5 mg/cap),连服 10 天,停 20 天,3 个月为 1 个疗程。

(3)兰菌净为呼吸道常见的 6 种致病菌(肺炎链球菌、流感嗜血杆菌 b 型、卡他布兰汉姆菌、金黄色葡萄球菌、A 组化脓性链球菌和肺炎克雷伯杆菌)经特殊处理而制成的含有细菌溶解物和核糖体提取物的混悬液,抗原可透过口腔黏膜,进入白细胞丰富的黏膜下层,通过刺激巨噬细胞,释放淋巴因子,激活 T 淋巴细胞和促进 B 淋巴细胞成熟,并向浆细胞转化产生 IgA。研究证实,舌下滴入兰菌净可提高唾液分泌型 IgA(SIgA)水平,尤适用于婴幼儿 RRI。用法为将药液滴于舌下或唇与牙龈之间,<10 岁 7 滴/次,早晚各 1 次,直至用完 1 瓶(18 mL);≥10 岁 15 滴/次,早晚各 1 次,直至用完 2 瓶(36 mL)。用完上述剂量后停药 2 周,不限年龄再用 1 瓶。

(4)卡介苗是减毒的卡介苗及其膜成分的提取物,能调节体内细胞免疫、体液免疫、刺激单核-吞噬细胞系统,激活单核-巨噬细胞功能,增强 NK 细胞活性,诱生白细胞介素、干扰素来增强机体抗病毒能力,可用于 RRI 治疗。2～3 次/周,0.5 毫升/次(0.5 毫克/支),肌内注射,3 个月为 1 个疗程。

2.生物制剂

(1)丙种球蛋白(IVIG):其成分 95% 为 IgG 及微量 IgA、IgM。IgG 除能防止某些细菌(金葡菌、白喉杆菌、链球菌)感染外,对呼吸道合胞病毒(RSV)、腺病毒(ADV)、埃可病毒引起的感染也有效。IVIG 的生物功能主要是识别、清除抗原和参与免疫反应的调节。用于替代治疗性连锁低丙种球蛋白血症或 IgG 亚类缺陷症,血清 IgG<2.5 g/L 者,常用剂量为 0.2～0.4 克/(千克·次),1 次/月,静脉滴注。也可短期应用于继发性免疫缺陷患儿,补充多种抗体,防治感染或控制已发生的感染。但选择性 IgA 缺乏者禁用。另外需注意掌握适应证,避免滥用。

(2)干扰素(IFN):能诱导靶器官的细胞转录出翻译抑制蛋白(TIP)-mRNA 蛋白,它能指导合成 TIP,TIP 与核蛋白体结合使病毒的 mRNA 与宿主细胞核蛋白体的结合受到抑制,因而妨碍病毒蛋白、病毒核酸及复制病毒所需的酶合成,使病毒的繁殖受到抑制。其还具有明显的免疫调节活性及增强巨噬细胞功能。1 次/天,10 万～50 万单位/次,肌内注射,3～5 天为 1 个疗程。也可用干扰素雾化吸入防治呼吸道感染。

(3)转移因子是从健康人体白细胞、脾、扁桃体提取的小分子肽类物质,作用机制可能是诱导原有无活性的淋巴细胞合成细胞膜上的特异性受体,使之成为活性淋巴细胞,这种致敏淋巴细胞遇到相应抗原后能识别自己,排斥异己而引起一系列细胞反应,致敏的小淋巴细胞变为淋巴母细胞,并进一步增殖、分裂,并释放出多种免疫活性介质,以提高和触发机体的免疫防御功能,改善机体免疫状态。用法为1～2次/周,2毫克/次,肌内注射或皮下注射,3个月为1个疗程。转移因子口服液含有多种免疫调节因子,与注射制剂有相似作用,且无明显不良反应,更易被患儿接受。

(4)胸腺肽:从动物(小牛或猪)或人胚胸腺提取纯化而得。它可使由骨髓产生的干细胞转变成T淋巴细胞,诱导T淋巴细胞分化发育,使之成为效应T细胞,也能调节T细胞各亚群的平衡,并对白细胞介素、干扰素、集落刺激因子等生物合成起调节作用,从而增强人体细胞免疫功能,用于原发或继发细胞免疫缺陷病的辅助治疗。

(5)分泌型IgA(SIgA):对侵入黏膜中的多种微生物有局部防御作用,当不足时,可补充SIgA制剂。临床应用的SIgA制剂如乳清液,为人乳初乳所制成,富含SIgA。SIgA可防止细菌、病毒吸附、繁殖,对侵入黏膜中的细菌、病毒、真菌、毒素等具有抗侵袭的局部防御作用。每次5 mL,2次/天口服,连服2～3周。

3.其他免疫调节剂

(1)西咪替丁:H_2受体阻断剂,近年发现其有抗病毒及免疫增强作用。15～20 mg/(kg·d),分2～3次口服,每2周连服5天,3个月为1个疗程。

(2)左旋咪唑:小分子免疫调节剂,可激活免疫活性细胞,促进T细胞有丝分裂,长期服用可使IgA分泌增加,增强网状内皮系统的吞噬能力,因此能预防RRI。2～3 mg/(kg·d),分1～2次口服,每周连服2～3天,3个月为1个疗程。

(3)卡慢舒:又名羧甲基淀粉,可使胸腺增大,胸腺细胞增多,选择性刺激T细胞,提高细胞免疫功能,增加血清IgG、IgA浓度。3岁以下5毫升/次,3～6岁10毫升/次,7岁以上15毫升/次,口服,3次/天,3个月为1个疗程。

(4)匹多莫德:一种人工合成的高纯度二肽,能促进非特异性和特异性免疫反应,可作用于免疫反应的不同阶段,在快反应期,它可刺激非特异性自然免疫,增强自然杀伤细胞的细胞毒作用,增强多形性中性粒细胞和巨噬细胞的趋化作用、吞噬作用及杀伤作用;在免疫反应中期,它可调节细胞免疫,促进白介素-2和γ-干扰素的产生;诱导T淋巴细胞母细胞化,调节TH/TS的比例使之正常化;在慢反应期,可调节体液免疫,刺激B淋巴细胞增殖和抗体产生。该药本身不具有抗菌活性,但与抗生素治疗相结合,可有效地改善感染的症状和体征,缩短住院日,因此该药不仅可用于预防感染,也可用于急性感染发作的控制。

4.中药制剂

黄芪是一种常用的扶正中药,具有增强机体和非特异免疫功能的作用,能使脾脏重量及其细胞数量增加,促进抗体生成,增加 NK 细胞活性和单核细胞吞噬功能。其他常用的中成药有玉屏风散(生黄芪、白术、防风等)、黄芪防风散(生黄芪、生牡蛎、山药、白术、陈皮、防风)、健脾粉(黄芪、党参、茯苓、白术、甘草)等。

(二)补充微量元素和各种维生素

铁、锌、钙及维生素 A、B 族维生素、维生素 C、维生素 D 等,可促进体内各种酶及蛋白的合成,促进淋巴组织发育,维持体内正常营养状态和生理功能,增强机体的抗病能力。

(三)去除环境因素

合理饮食;避免被动吸烟及异味刺激,保持室内空气新鲜,适当安排户外活动及身体锻炼;治疗慢性鼻窦炎和过敏性鼻炎,手术治疗先天性肺囊性病和先心病等。

(四)接种疫苗

根据儿童自身情况及流行病学调查病原菌流行情况及时接种疫苗。

(五)合理使用抗病毒药及抗菌药物

应严格掌握各种抗菌和抗病毒药的适应证、应用剂量和方法,防止产生耐药性或混合感染。避免滥用激素导致患儿免疫功能下降继发新的感染。

(六)对症处理

根据不同年龄和病情,正确选择应用祛痰、平喘、镇咳药物,雾化治疗、肺部体位引流和肺部物理治疗等。

第七章

小儿循环系统疾病

第一节 高 血 压

小儿血压超过该年龄组平均血压的 2 个标准差,即在安静情况下,若动脉血压高于以下限值并确定无人为因素所致,应视为高血压(表 7-1)。

表 7-1　各年龄组血压正常值

年龄组	正常值 kPa(mmHg)	限值 kPa(mmHg)
新生儿	10.7/6.7(80/50)	13.3/8.0(100/60)
婴儿	12.0/8.0(90/60)	14.7/9.3(110/70)
≤8 岁	(12.0~13.3)/(8~9.4)[(90~100)/(60~70)]	16.0/9.3(120/70)
>8 岁	(13.3~14.7)/(9.3~10.3)[(100~110)/(70~80)]	17.3/12.0(130/90)

小儿高血压主要为继发性,肾脏实质病变最常见。其中尤以各种类型的急慢性肾小球肾炎多见,其次为慢性肾盂肾炎、肾脏血管疾病。此外,皮质醇增多症、嗜铬细胞瘤、神经母细胞瘤及肾动脉狭窄等亦是小儿高血压常见的病因。高血压急症是指血压(特别是舒张压)急速升高引起的心、脑、肾等器官严重功能障碍甚至衰竭,又称高血压危象。高血压危象发生的决定因素与血压增高的程度、血压上升的速度以及是否存在并发症有关,而与高血压的病因无关。危象多发生于急进性高血压和血压控制不好的慢性高血压患儿。如既往血压正常者出现高血压危象往往提示有急性肾小球肾炎,而且血压无须上升太高水平即可发生。如高血压合并急性左心衰竭,颅内出血时即使血压只有中度升高,也会严重威胁患儿生命。

一、病因

根据高血压的病因,分为原发性高血压和继发性高血压。小儿高血压80%以上为继发性高血压。

(一)继发性高血压

小儿高血压继发于其他病因者为继发性高血压。继发性高血压中80%可能与肾脏疾病有关,如急性和慢性肾功能不全、肾小球肾炎、肾病综合征、肾盂肾炎。其他涉及心血管疾病,如主动脉缩窄、大动脉炎;内分泌疾病,如原发性醛固酮增多症、库欣综合征、嗜铬细胞瘤、神经母细胞瘤等;中枢神经系统疾病及铅、汞中毒等。

(二)原发性高血压

病因不明者为原发性高血压,与下列因素有关。

1.遗传

根据国内外有关资料统计,高血压的遗传度在60%～80%,随着年龄增长,遗传效果更明显。检测双亲均患原发性高血压的正常血压子女的去甲肾上腺素、多巴胺浓度明显高于无高血压家族史的相应对照组,表明原发性高血压可能存在有遗传性交感功能亢进。

2.性格

具有A型性格(A型性格行为的主要表现是具有极端竞争性、时间紧迫性、易被激怒或易对他人怀有进攻倾向)行为类型的青少年心血管系统疾病的发生率高于其他类型者。

3.饮食

钠离子具有一定的升压作用,而食鱼多者较少患高血压病。因此,对高危人群应限制高钠盐饮食,鼓励多食鱼。

4.肥胖

肥胖者由于脂肪组织的堆积,使毛细血管床增加,引起循环血量和心排血量增加,心脏负担加重,日久易引起高血压和心脏肥大。另外高血压的肥胖儿童,通过减少体重可使血压下降,亦证明肥胖对血压升高有明显影响。

5.运动

对少儿运动员的研究表明,体育锻炼使心排血量增加、心率减慢、消耗多余的热量,从而有效地控制肥胖、高血脂、心血管适应能力低下等与心脑血管疾病有关的危险因素的形成与发展,为成人期心脑血管疾病的早期预防提供良好的基础。

二、临床表现

轻度高血压患儿常无明显症状,仅于体格检查时发现。血压明显增高时可有头晕、头痛、恶心、呕吐等,随着病情发展可出现脑、心脏、肾脏、眼底血管改变的症状。脑部表现以头痛、头晕常见,血压急剧升高常发生脑血管痉挛而导致脑缺血,出现头痛、失语、肢体瘫痪;严重时引起脑水肿、颅内压增高,此时头痛剧烈,并有呕吐、抽搐或昏迷,这种情况称为高血压脑病。心脏表现有左心室增大,心尖部可闻及收缩期杂音,出现心力衰竭时可听到舒张期奔马律。肾脏表现有夜尿增多、蛋白尿、管型尿,晚期可出现氮质血症及尿毒症。眼底变化,早期见视网膜动脉痉挛、变细,以后发展为狭窄,甚至眼底出血和视盘水肿。某些疾病有特殊症状:主动脉缩窄,发病较早,婴儿期即可出现充血性心力衰竭,股动脉搏动明显减弱或消失,下肢血压低于上肢血压;大动脉炎多见于年长儿,有发热、乏力、消瘦等全身表现,体检时腹部可闻及血管性杂音;嗜铬细胞瘤有多汗、心悸、血糖升高、体重减轻、发作性严重高血压等症状。

三、实验室检查

实验室检查包括:①尿常规、尿培养、尿儿茶酚胺定性。②血常规和心电图、胸部正侧位照片。③血清电解质测定,特别是钾、钠、钙、磷。④血脂测定:总胆固醇、三酰甘油、高密度脂蛋白胆固醇、低密度脂蛋白胆固醇、载脂蛋白 A、载脂蛋白 B。⑤血浆肌酐、尿素氮、尿酸、空腹血糖测定。⑥肾脏超声波检查。

如血压治疗未能控制,或有继发性高血压的相应特殊症状、体征,经综合分析,可选择性进行下列特殊检查。

(一)静脉肾盂造影

快速序列法,可见一侧肾排泄造影剂迟于对侧,肾轮廓不规则或显著小于对侧(直径相差1.5 cm以上),造影剂密度大于对侧,或输尿管上段和肾盂有压迹(扩张的输尿管动脉压迫所致)。由于仅能半定量估测肾脏大小和位置,且有假阳性和假阴性,目前已极少应用。

(二)放射性核素肾图

^{131}I-Hippuran(^{131}I-马尿酸钠)肾图,测^{131}I-Hippuran 从尿中排泄率,反映有效肾血流量。^{99m}Tc-DTPA(^{99m}锝-二乙烯三胺戊乙酸)肾扫描,反映肾小球滤过率。肾动脉狭窄时双肾血流量不对称,一侧大于对侧 40%~60%;一侧同位素

延迟出现;双肾同位素浓度一致,排泄一致。

(三)卡托普利-放射性核素肾图

卡托普利为血管紧张素转换酶(ACEI)抑制剂,由于阻止血管紧张素Ⅱ介导的肾小球后出球小动脉的收缩,因此服用卡托普利后行放射性核素肾图检查,可发现患侧肾小球滤过率急剧降低,而血浆流量无明显改变。

(四)肾动脉造影

可明确狭窄是双侧或单侧,狭窄部位在肾动脉或分支,并可同时行球囊扩张肾动脉成形术。如患儿肌酐超过 119 mmol/L,则造影剂总量应限制,并予适当水化和扩充容量。

(五)肾静脉血浆肾素活性比测定

手术前准备:口服呋塞米,成人每次 40 mg,1 天,2 次,小儿每次 1 mg/kg,1 天,2 次,共1~2 天,并给予低钠饮食,停用 β 受体阻滞剂,30 分钟前给予单剂卡托普利,口服。结果患侧肾静脉肾素活性大于对侧1.5 倍。

(六)血浆肾素活性测定

口服单剂卡托普利 60 分钟后测定血浆肾素活性,如大于 12 mg/(mL·h),可诊断肾血管性高血压,注意不能服用利尿剂等降压药物。

(七)内分泌检查

血浆去甲肾上腺素、肾上腺素和甲状腺功能测定。

四、诊断

目前我国小儿血压尚未建立统一的标准,判断儿童高血压的标准常有 3 种。

(1)国内沿用的标准:学龄前期高于 14.7/9.3 kPa(110/70 mmHg),学龄期高于16.0/10.7 kPa(120/80 mmHg),13 岁及以上则 18.7/12.0 kPa(140/90 mmHg)。

(2)WHO 标准:小于 13 岁者为高于 18.7/12.0 kPa(140/90 mmHg),13 岁及以上者为18.7/12.0 kPa(140/90 mmHg)。

(3)按 Londe 建议,收缩压和舒张压超过各年龄性别组的第 95 百分位数。目前倾向于应用百分位数。百分位是 1996 年美国小儿血压监控工作组推荐的,根据平均身高、年龄、性别组的标准,凡超过第 95 百分位为高血压。具体标准见表 7-2。

表 7-2　小儿高血压的诊断标准 kPa(mmHg)

年龄(岁)	男	女
3	14.5/8.7(109/65)	14.2/9.1(107/68)
5	14.9/9.5(112/71)	14.7/9.5(110/71)
7	15.3/10.1(115/76)	15.1/9.9(113/74)
9	15.3/10.5(115/79)	15.6/10.3(117/77)
11	16.1/10.7(121/80)	16.2/10.5(121/79)
15	17.4/11.1(131/83)	17.1/11.1(128/83)
17	18.1/11.6(136/87)	17.2/11.2(129/84)

　　诊断高血压后进一步寻找病因,小儿高血压多数为继发性。通过详细询问病史,仔细体格检查,结合常规检查和特殊检查,常能做出明确诊断。经过各种检查均正常,找不出原因者可诊断为原发性高血压。

五、高血压急症处理原则

　　(1)处理高血压急症时,治疗措施应该先于复杂的诊断检查。

　　(2)对高血压脑病、高血压合并急性左心衰竭等高血压危象应快速降压,旨在立即解除过高血压对靶器官的进行性损害。恶性高血压等长期严重高血压者需比正常略高的血压方可保证靶器官最低限度的血流灌注,过快过度地降低血压可导致心、脑、肾及视网膜的血流急剧减少而发生失明、昏迷、抽搐、心绞痛或肾小管坏死等严重持久的并发症。故对这类疾病患儿降压幅度及速度均应适度。

　　(3)高血压危象是因全身细小动脉发生暂时性强烈痉挛引起的血压急骤升高所致。因此,血管扩张剂如钙拮抗剂、血管紧张素转换酶抑制剂及 α 受体、β 受体阻滞剂的临床应用,是治疗的重点。这些药物不仅给药方便(含化或口服),起效迅速,而且在降压同时,还可改善心、肾的血流灌注。尤其是降压作用的强度随血压下降而减弱,无过度降低血压之虑。

　　(4)高血压危象常用药物及高血压危象药物的选择参考,见表 7-3 和表 7-4。

表 7-3　高血压危象常用药物

药物	剂量及用法	起效时间	持续时间	不良反应	相对禁忌
硝苯地平	0.3~0.5 mg/kg	含化 5 分钟;口服 30 分钟	6~8 小时	心动过速,颜面潮红	

续表

药物	剂量及用法	起效时间	持续时间	不良反应	相对禁忌
卡托普利	1～2 mg/(kg·d)	口服 30 分钟	4～6	皮疹、高钾血症、发热	肾动脉狭窄
柳胺苄心定(LB)	20～80 mg 加入糖水中,2 mg/min 静脉滴注(成人剂量)	5～10 分钟		充血性心力衰竭、哮喘心动过速、AVB 二度以上	
硝普钠(NP)	1 µg/(kg·min) 开始静脉滴注,无效可渐增至 8 µg/(kg·min)	即时	停后 2 分钟	恶心,精神症状,肌肉痉挛	高血压脑病
二氮嗪	每次 5 mg/kg 静脉注射,无效30分钟可重复	1～2 分钟	4～24 小时	高血糖呕吐	
肼屈嗪(HD)	每次 0.1～0.2 mg/kg 静脉注射或肌内注射	10 分钟	2～6 小时	心动过速,恶心呕吐	充血性心力衰竭,夹层主动脉瘤

表 7-4 高血压急症药物选择

高血压危象	药物选择	高血压危象	药物选择
高血压脑病	NF、CP、LB、diazoxide、NP	急性左心衰竭	NP、CP、NF
脑出血	LB、CP、NF	急进性高血压	CP、NF、HD
蛛网膜下腔出血	NF、LB、CP、diazoxide	嗜铬细胞瘤	酚妥拉明(PM)、LB

六、高血压急症的表现

在儿童期高血压急症的主要表现:①高血压脑病。②急性左心衰竭。③颅内出血。④嗜铬细胞瘤危象等。现分析如下。

(一)高血压脑病

高血压脑病为一种综合征,其特征为血压突然升高伴有急性神经系统症状。虽任何原因引起的高血压均发生本病,但最常见为急性肾炎。

1.临床表现

头痛并伴有恶心、呕吐,出现精神错乱,定向障碍、谵妄、痴呆;亦可出现烦躁不安,肌肉阵挛性颤动,反复惊厥甚而呈癫痫持续状态。也可发生一过性偏瘫、意识障碍如嗜睡、昏迷;严重者可因颅内压明显增高发生脑疝。眼底检查可见视网膜动脉痉挛或视网膜出血。脑脊液压力可正常亦可增高,蛋白含量增加。

153

本症应与蛛网膜下腔出血、脑肿瘤、癫痫大发作等疾病鉴别。蛛网膜下腔出血常有脑膜刺激症状,脑脊液为血性而无严重高血压。脑肿瘤、癫痫大发作亦无显著的血压升高及眼底出血。临床确诊高血压脑病最简捷的办法是给予降压药治疗后病情迅速好转。

2.急症处理

一旦确诊高血压脑病,应迅速将血压降至安全范围之内为宜[17.3/12.1 kPa(130/91 mmHg)左右],降压治疗应在严密的观察下进行。

(1)降压治疗。①常用的静脉注射药物:柳胺苄心定是目前唯一能同时阻滞 α、β 肾上腺素受体的药物,不影响心排血量和脑血流量。因此,即使合并心脑肾严重病变亦可取得满意疗效。本品因独具 α 和 β 受体阻滞作用,故可有效地治疗中毒性甲亢和嗜铬细胞瘤所致的高血压危象。二氮嗪:因该药物可引起水钠潴留,可与呋塞米并用增强降压作用。又因本品溶液呈碱性,注射时勿溢到血管外。硝普钠:也颇为有效,但对高血压脑病不做首选。该药降压作用迅速,维持时间短,应根据血压水平调节滴注速度。使用时应避光并新鲜配制,溶解后使用时间不宜超过6小时,连续使用不要超过 3 天,当心硫氰酸盐中毒。②常用口服或含化药物为硝苯地平。通过阻塞细胞膜钙离子通道,减少钙内流,从而松弛血管平滑肌使血压下降。神志清醒,合作患儿可舌下含服,意识障碍或不合作者可将药片碾碎加水 0.5～1 mL 制成混悬剂抽入注射器中缓慢注入舌下。硫甲丙脯酸为血管紧张素转换酶抑制剂,对于高肾素恶性高血压和肾血管性高血压降压作用特别明显,对非高肾素性高血压亦有降压作用。

(2)保持呼吸道通畅,镇静,制止抽搐。可用苯巴比妥钠(8～10 mg/kg 肌内注射,必要时6小时后可重复)、地西泮(0.3～0.5 mg/kg 肌内或静脉缓注,注射速度在 3 mg/min 以下,必要时 30 分钟后可重复)等止惊药物,但须注意呼吸。

(3)降低颅内压:可选用 20% 甘露醇(每次 1 g/kg,每 4 小时或 6 小时,1 次)、呋塞米(每次1 mg/kg)以及 25% 血清蛋白(20 mL,每天 1～2 次)等,减轻脑水肿。

(二)颅内出血(蛛网膜下腔出血或脑实质出血)

1.临床表现及诊断

蛛网膜下腔出血起病突然,伴有严重头疼、恶心呕吐及不同程度意识障碍。若出血量不大,意识可在几分钟到几小时内恢复,但最后仍可逐渐昏睡或谵妄。若出血严重,可以很快出现颅内压增高的表现,有时可出现全身抽搐,颈项强直是很常见的体征,甚至是唯一的体征,伴有脑膜刺激征。眼底检查可发现新鲜出血灶。腰椎穿刺脑脊液呈均匀的血性,但发病后立即腰穿不会发现红细胞,要等数小时以后红细胞才到达腰部的蛛网膜下腔。1～3天后可由于无菌性脑膜炎而发热,白细胞增高似与蛛网膜下腔出血的严重程度呈平行关系,因此,不要将诊断引向感染性疾病。CT脑扫描检查无改变。

脑实质出血起病时常伴头痛呕吐,昏迷较为常见,腰椎穿刺脑脊液压力增高,血性者占80%以上。除此而外,可因出血部位不同伴有如下不同的神经系统症状。

(1)壳核-内囊出血:典型者出现"三偏症",出血对侧肢体瘫痪和中枢性面瘫;出血对侧偏身感觉障碍;出血对侧的偏盲。

(2)脑桥出血:初期表现为交叉性瘫痪,即出血侧面瘫和对侧上、下肢瘫痪,头眼转向出血侧。后迅速波及两侧,出现双侧面瘫痪和四肢瘫痪,头眼位置恢复正中,双侧瞳孔呈针尖大小,双侧锥体束征。早期出现呼吸困难且不规则,常迅速进入深昏迷,多于24～48小时内死亡。

(3)脑室出血:表现为剧烈头痛呕吐,迅速进入深昏迷,瞳孔缩小,体温升高,可呈去大脑强直,双侧锥体束征。四肢软瘫,腱反射常引不出。

(4)小脑出血:临床变化多样,但是走路不稳是常见的症状。常出现眼震颤和肢体共济失调症状。

颅内出血可因颅内压增高发生心动过缓,呼吸不规则,严重者可发生脑疝。多数颅内出血的患儿心电图可出现巨大倒置T波,QT期间延长。血常规可见白细胞计数升高,尿常规可见蛋白、红细胞和管型,血中尿素氮亦可见升高。在诊断中尚需注意,颅内出血本身可引起急性高血压,即使患儿以前并无高血压史。此外,尚需与癫痫发作、高血压脑病以及代谢障碍所致昏迷相区别。

2.急症处理

(1)一般治疗:绝对卧床,头部降温,保持气道通畅,必要时做气管内插管。

(2)控制高血压:对于高血压性颅内出血的患儿,应及时控制高血压。但由于颅内出血常伴颅内压增高,因此,投予降压药物应避免短时间内血压下降速度过快和幅度过大,否则脑灌注压将受到明显影响。一般低压不宜低于出血前水平。舒张压较低,脉压过大者不宜用降压药物。降压药物的选择以硝苯地平、卡托普利和柳胺苄心定较为合适。

(3)减轻脑水肿:脑出血后多伴脑水肿并逐渐加重,严重者可引起脑疝。故降低颅内压,控制脑水肿是颅内出血急性期处理的重要环节。疑有继续出血者可先采用人工控制性过度通气、静脉注射呋塞米等措施降低颅内压,也可给予渗透性脱水剂如 20％甘露醇(1 g/kg,每 4～6 小时,1 次)以及 25％的血清蛋白(20 mL,每天 1～2 次)。短程大剂量激素有助于减轻脑水肿,但对高血压不利,故必须要慎用,更不宜长期使用。治疗中注意水电解质平衡。

(4)止血药和凝血药:止血药对脑出血治疗尚有争议,但对蛛网膜下腔出血,对羧基苄胺及6-氨基己酸能控制纤维蛋白原的形成,有一定疗效,在急性期可短时间使用。

(5)其他:经检查颅内有占位性病灶者,条件允许时可手术清除血肿,尤其对小脑出血、大脑半球出血疗效较好。

(三)高血压合并急性左心衰竭

1.临床表现及诊断

儿童期血压急剧升高时,造成心脏后负荷急剧升高。当血压升高到超过左心房所能代偿的限度时就出现左心衰竭及急性水肿。急性左心衰竭时,动脉血压,尤其是舒张压显著升高,左室舒张末期压力、肺静脉压力、肺毛细血管压和肺小动脉楔压均升高,并与肺淤血的严重程度呈正相关。当肺小动脉楔压超过 4.0 kPa(30 mmHg)时,血浆自肺毛细血管大量渗入肺泡,引起急性肺水肿。急性肺水肿是左心衰竭最重要的表现形式。患儿往往面色苍白、口唇青紫、皮肤湿冷多汗、烦躁、极度呼吸困难,咯大量白色或粉红色泡沫痰,大多被迫采取前倾坐位,双肺听诊可闻大量水泡音或哮鸣音,心尖区特别在左侧卧位和心率较快时常可闻及心室舒张期奔马律等。在诊断中应注意的是,即使无高血压危象的患儿,急性肺水肿本身可伴有收缩压及舒张压升高,但升高幅度不会太大,且肺水肿一旦控制,血压则自行下降。而急性左心衰竭肺水肿患儿眼底检查如有出血或渗出时,考虑合并高血压危象。

2.急症处理

(1)体位:患儿取前倾坐位,双腿下垂(休克时除外),四肢结扎止血带。止血带压力以低于动脉压又能阻碍静脉回流为度,相当于收缩压及舒张压之间,每 15 分钟轮流将一肢体的止血带放松。该体位亦可使痰较易咳出。

(2)吗啡:吗啡可减轻左心衰竭时交感系统兴奋引起的小静脉和小动脉收缩,降低前、后负荷。对烦躁不安、高度气急的急性肺水肿患儿,吗啡是首选药物,可皮下注射盐酸吗啡0.1～0.2 mg/kg,但休克、昏迷及呼吸衰竭者忌用。

(3)给氧:在单纯缺氧而无二氧化碳潴留的情况下,应给予较高浓度氧气吸入,活瓣型面罩的供氧效果比鼻导管法好,提供的 FiO_2 可达 0.3～0.6。肺水肿时肺部空气与水分混合,形成泡沫,妨碍换气。可使氧通过含有乙醇的雾化器,口罩给氧者乙醇浓度为 30%～40%,鼻导管给氧者乙醇浓度为 70%,1 次不宜超过 20 分钟。但乙醇的去泡沫作用较弱且有刺激性。近年有报道用二甲硅油消泡气雾剂治疗,效果良好。应用时将瓶倒转,在距离患儿口腔 8～10 cm 处,于吸气时对准咽喉或鼻孔喷雾 20～40 次。一般 5 分钟内生效,最大作用在 15～30 分钟。必要时可重复使用。如低氧血症明显,又伴有二氧化碳潴留,应使用间歇正压呼吸配合氧疗。间歇正压呼吸改善急性肺水肿的原理,可能由于它增加肺泡压与肺组织间隙压,降低右心房充盈压与胸腔内血容量;增加肺泡通气量,有利于清除支气管分泌物,减轻呼吸肌工作,减少组织氧耗量。

(4)利尿剂:宜选用速效强效利尿剂,可静脉注射呋塞米(每次 1～2 mg/kg)或依他尼酸钠(1 mg/kg,20 mL 液体稀释后静脉注射),必要时 2 小时后重复。对肺水肿的治疗首先由于呋塞米等药物有直接扩张静脉作用,增加静脉容量,使静脉血自肺部向周围分布,从而降低肺静脉压力,这一重要特点在给药 5 分钟内即出现,其后才发挥利尿作用,减少静脉容量,缓解肺淤血。

(5)洋地黄及其他正性肌力药物:对急性左心衰竭患儿几乎都有指征应用洋地黄。应采用作用迅速的强心剂如毛花苷 C 静脉注射,1 次注入洋地黄化量的 1/2,余 1/2 分为 2 次,每隔 4～6 小时,1 次。如需维持疗效,可于 24 小时后口服地高辛维持量。如仍需继续静脉给药,每 6 小时注射 1 次 1/4 洋地黄化量。毒毛花苷 K,1 次静脉注射 0.007～0.01 mg/kg,如需静脉维持给药,可 8～12 小时重复 1 次。使用中注意监护,以防洋地黄中毒。多巴酚丁胺为较新、作用较强、不良反应较小的正性肌力药物。用法:静脉滴注 5～10 mg/(kg·min)。

(6)降压治疗:应采用快速降压药物使血压速降至正常水平以减轻左室负荷。硝普钠为一种强力短效血管扩张剂,直接使动脉和静脉平滑肌松弛,降低周围血管阻力和静脉贮血。因此,硝普钠不仅降压迅速,还能减低左室前、后负荷,改善心脏功能,为高血压危象并急性左心衰竭较理想的首选药物。一般从 1 μg/(kg·min)开始静脉滴注,在监测血压的条件下,无效时每 3～5 分钟调整速度渐增至 8 μg/(kg·min)。此外,也可选用硝苯地平或卡托普利,但忌用柳胺苄心定和肼屈嗪,因柳胺苄心定对心肌有负性肌力作用,而后者可反射性增快心率和心排血量,加重心肌损害。

第二节　风湿性心脏病

一、概述

风湿性心脏病是风湿热反复发作造成的心脏损害,是后天获得性心脏病的主要疾病之一。急性期表现为风湿性心肌炎,如累及心脏瓣膜而引起瓣膜的炎症反应,经过渗出期、增生期和瘢痕期,可造成瓣膜永久性的病变,导致瓣膜口狭窄和关闭不全,继而引起心脏扩大、心力衰竭和心律失常,二尖瓣最常受累,其次为主动脉瓣,为慢性风湿性心瓣膜病。

二、病因

风湿性心脏病是由 A 族溶血性链球菌感染后所发生的自身免疫性疾病。不断的链球菌感染、风湿热反复发作或持续时间长,风湿性心脏病的发生率明显增加。一般认为本病的发生与三个因素的相互作用有关。

(一)A 族 β-溶血性链球菌致病的抗原性

链球菌 M 蛋白与人体组织特别是心肌组织的抗原有交叉的免疫反应。

(二)易感组织器官的特性及免疫机制

通过急性风湿热患者瓣膜表面的内皮细胞研究发现,除了抗体和补体触发炎症之外,还发现 T 淋巴细胞通过活化瓣膜表面的内皮细胞浸润,在组织内参与了炎症反应。

(三)宿主易感性

以往的研究发现,即使是较严重的 A 族链球菌感染流行,也仅有 $1\% \sim 3\%$ 未治疗的 A 族链球菌感染咽炎患者患病,提示存在宿主易感性。

三、诊断

根据病史、临床表现及辅助检查即可做出诊断。在诊断过程中,要注意评判是否伴发风湿活动。注意发现并发症,如心力衰竭、感染性心内膜炎、心律失常、栓塞等。

(一)病史

风湿性心脏病多有风湿热病史,部分呈隐匿经过。

(二)临床表现

1.二尖瓣关闭不全

二尖瓣关闭不全是儿童期风湿性心脏病最常见的瓣膜病,轻度关闭不全可无症状,中重度关闭不全可出现疲倦、乏力等症状,疾病进展可出现心力衰竭症状。查体心前区隆起,心尖冲动弥散,可触及收缩期震颤,心界向左下扩大,第一心音降低,第二心音亢进且明显分裂,可闻及第三心音。心尖区闻及Ⅲ/Ⅵ级全收缩期粗糙的吹风样杂音,向左腋部及背部、肩脚下传导,左室扩大者产生二尖瓣相对狭窄,心尖部可闻及舒张中期杂音。

2.二尖瓣狭窄

由于瓣膜口狭窄的程度、病情进展速度及代偿的差异,临床表现可有不同,主要症状包括呼吸困难、咳嗽、反复呼吸道感染、生长发育迟缓、心力衰竭等。查体第一心音亢进,心尖部及胸骨左缘第4肋间处可闻及开瓣音,心尖部舒张期隆隆样杂音,随着二尖瓣口狭窄加重,肺动脉瓣区第二心音亢进。

3.主动脉瓣关闭不全

往往伴有二尖瓣病变,很少单独存在。轻度患者可无症状,重度患者在病变多年后出现症状。心悸为早期症状,严重者可出现心绞痛症状,多在左心衰竭后出现。体征包括周围血管征及主动脉瓣听诊区或胸骨左缘3、4肋间闻及叹气样高频舒张期杂音,呈递减型;严重关闭不全时心尖部可闻及低频、舒张早期隆隆样杂音,即 Austin-Flint 杂音。

4.主动脉瓣狭窄

轻症可无症状,中重度可出现发育迟缓、易疲劳、活动后气促、胸痛、晕厥等。查体主动脉瓣区可触及收缩期震颤,闻及喷射性收缩期杂音,伴有收缩期喀喇音。

(三)辅助检查

1.心电图

可明确患者的心律,有无心肌缺血改变,是否合并有心房颤动等。

2.胸部 X 线

可以了解心脏大小和肺部的改变。

3.超声心动图

作为一种无创方法,已经是评价各瓣膜病变的主要手段之一,不仅可以测定心腔大小、心室功能,也可以测定跨瓣膜压差、瓣膜开口面积、肺动脉压力等指标。

4.心导管造影

目前超声心动图技术已能比较全面地观察瓣膜的厚度、活动度及狭窄等情况,如合并重度肺动脉高压,或者心脏复杂畸形,可行心导管检查了解肺动脉高压的性质以及协助明确诊断。

四、鉴别诊断

风湿性心脏病应与以下几种疾病鉴别。

(1)左房黏液瘤:本病可出现与风湿性心脏病相似体征,但杂音往往呈间歇性出现,随体位而改变,无风湿热史,有昏厥史,易出现反复动脉栓塞现象。超声心动图可见左房内有云雾状光团往返于左房和二尖瓣口。

(2)尚需与左向右分流型先天性心脏病、贫血性心脏病、扩张型心脏病等所致的相对性二尖瓣狭窄相鉴别。根据病史、体格检查以及超声心动图检查,不难做出鉴别。

五、治疗

(一)一般治疗

慢性心脏瓣膜病轻者可不必严格限制活动,中重度者需严格限制活动,避免剧烈活动诱发的心力衰竭、心绞痛以及晕厥。

饮食方面,除高热量膳食外,应给予足够的蛋白质及维生素 A 和维生素 C。

(二)抗生素治疗

(1)风湿热诊断明确后尽早开始治疗,应立即给予 1 个疗程的青霉素治疗(对青霉素无变态反应者)以清除链球菌。

(2)长期足疗程的抗生素治疗,预防风湿热复发,抗生素疗程不少于 5 年,最好到成人期。

(三)抗风湿治疗

对于风湿活动者,抗风湿治疗是必要的。常用药物为水杨酸制剂及肾上腺皮质激素。

(四)充血性心力衰竭的治疗

除给予吸氧、镇静外,可给予利尿剂、血管扩张剂和强心剂的治疗,洋地黄制剂的剂量应偏小(1/3～1/2 量)。

(五)心律失常的药物治疗

根据病情选用胺碘酮、洋地黄、β受体阻滞剂等。合并慢性心房颤动者,宜长期口服阿司匹林以抗血小板聚集。

(六)外科治疗

风湿性心瓣膜病变内科治疗无效者应行外科手术或介入手术,包括瓣膜修复成形术、瓣膜置换术或球囊扩张术等。手术一般在心力衰竭症状有所改善、病情稳定后进行,风湿活动或感染性心内膜炎者在治愈后 3～6 个月才能手术。

第三节　感染性心内膜炎

一、病因及发病机制

(一)病因

1.心脏的原发病变

感染性心内膜炎患儿中绝大多数均有原发性心脏病,其中以先天性心脏病最为多见。室间隔缺损最易罹患心内膜炎,其他依次为法洛四联症、主动脉瓣狭窄、主动脉瓣二叶畸形,动脉导管未闭、肺动脉瓣狭窄等。后天性心脏病中,风湿性瓣膜病占 14%,通常为主动脉瓣及二尖辩关闭不全。二尖瓣脱垂综合征也可并发感染性心内膜炎。发生心内膜炎的心脏病变常因心室或血管内有较大的压力阶差,产生高速的血液激流,而经常冲击心膜面使之遭受损伤所致。心内膜下胶原组织暴露,血小板及纤维蛋白在此凝聚、沉积,形成无菌性赘生物。当菌血症时,细菌在上述部位黏附、定居并繁殖,形成有菌赘物,受累部位多在压力低的一例,如室间隔缺损感染性赘生物在缺损的右缘,三尖瓣的隔叶与肺动脉瓣、动脉导管未闭在肺动脉侧,主动脉关闭不全在左室等。约 8% 患儿无原发性心脏病变,通常由于毒力较强的细菌或真菌感染引起,如金黄色葡萄状球菌、念珠菌等,见于 2 岁以下婴儿及长期应用免疫抑制剂者。

2.病原体

过去以草绿色(即溶血性)链球菌最多见,占半数以上。近年来,葡萄球菌有增多趋势;其次为肠球菌、肺炎链球菌、β-溶血性链球菌,还有大肠埃希菌、绿脓杆菌及嗜血杆菌。真菌性心内膜炎的病原体以念珠菌属、曲霉菌属及荚膜组织胞浆菌属较多见。人工瓣膜及静脉注射麻醉剂的药瘾者,以金黄色葡萄球菌、绿脓杆菌及念珠菌属感染多见。

3.致病因素

在约 1/3 患儿的病史中可追查到致病因素,主要为纠治牙病及扁桃体摘除术。口腔及上呼吸道手术后发生的心内膜炎多为草绿色链球菌感染;脓皮病、甲髌炎、导管检查及心脏手术之后的心内膜炎,常为金黄色或白色葡萄球菌感染;而肠道手术后的心内膜炎,则多为肠球菌或大肠埃希菌感染。

(二)发病机制

1.喷射和文丘里效应

机械和流体力学原理在发病机制中似乎很重要。试验证明,将细菌气溶胶通地文丘里管喷至气流中,可见高压源将感染性液体推向低压槽中,形成具有特征性的菌落分布。在喷出高压源小孔后的低压槽中总是出现最大的沉淀环。这一模型有助于解释发生在不同心瓣膜和室间隔病损分布,亦可解释二尖瓣关闭不全发生感染性心内膜炎时瓣膜心房面邻近部位的特征性改变。当血流从左心室通过关闭不全的二尖瓣膜时,可发生文丘里效应,即血流通过狭窄的瓣膜孔后,压强降低,射流两侧产生涡流,悬浮物沉积两侧,使心房壁受到损害。主动脉瓣关闭不全时赘生物易发生在主动脉小叶心室面或腱索处。小型室内隔缺损,损害常发生右室面缺损处周围或与缺损相对的心室壁,后者为高速血流喷射冲击引起的损伤。其他如三尖瓣关闭不全、动静脉瘘、动脉导管未闭亦可根据文丘里效应预测其心内膜受损的部位。心脏先天性缺损血液分流量小或充血性心力衰竭时,因缺损两侧压力阶差不大,故不易发生心内膜炎,这可能就是为什么单纯性房间隔缺损罕见心内膜炎,而小型室间隔缺损较易发生的原因。

2.血小板-纤维素栓

喷射文丘里效应损伤心脏心内膜面。在此基础上发生血小板-纤维素栓,而形成无菌性赘生物。

3.菌血症和凝集抗体

正常人可发生一过性菌血症,多无临床意义。但当侵入细菌的侵袭力强,如有循环抗体凝集素可有大量细菌黏附于已有的血小板-纤维素血栓上定居、繁殖,即可发病。

4.免疫学因素

感染性心内膜炎的发病与免疫学因素有关。许多感染性心内膜患者血液中

IgG、IgM、巨球蛋白、冷球蛋白升高,类风湿因子阳性。肾脏损害,动脉内膜炎均支持免疫发病机制。有人对该症的淤血、条纹状出血、皮下小结做镜检,发现血管用围有细胞浸润及其他血管炎的表现,认为可能为过敏性血管炎。

二、临床表现及辅助检查

(一)临床表现

1.病史

大多数患者有器质性心脏病,部分患者发病前有龋齿、扁桃体炎、静脉插管或心内手术史。

2.临床症状

可归纳为全身感染症状、心脏症状、栓塞及血管症状。

该病的发展通常较为缓慢,开始时仅有间歇性发热,患者逐渐感觉疲乏、食欲减退,体重减轻,关节痛及肤色苍白。病情进展较慢,数天或数周后出现栓塞征象,瘀点见于皮肤与黏膜,指甲下偶尔见线状出血,或偶尔在指、趾的腹面皮下组织发生小动脉血栓,可摸到隆起的紫红色小结节,略有触痛,称欧氏小结。病程较长者则见杆状指、趾,故非青紫型先天性心脏病患儿出现杵状指、趾时,应考虑本病。

心脏方面若原有杂音的,其性质可因心瓣膜的赘生物而有所改变,变为较响较粗;原无杂音者此时可出现杂音,杂音特征为乐音性且易多变。约一半患者由于心瓣膜病变、中毒性心肌炎、心肌脓肿等而导致充血性心力衰竭。

其他症状:视栓塞累及的器官而异,一般为脾大、腹痛、便血、血尿等,脾大有时很显著,但肝的增大则不明显。并发于先天性心脏病时,容易发生肺栓塞,则有胸部剧痛、频咳与咯血,叩诊有实音或浊音,听诊时呼吸音减弱,须与肺炎鉴别。往往出现胸腔积液,可呈血色,并在短期内屡次发作上述肺部症状,约30%患者发生脑动脉栓塞,出现头痛、呕吐,甚至偏瘫、失语、抽搐及昏迷等。由脑栓塞引起的脑膜炎,脑脊液细曲培养往往阴性,糖及氯化物也可正常,与结核性或病毒性脑膜炎要仔细鉴别。神经症状的出现一般表示患者垂危。

毒力较强的病原体如金黄色葡萄球菌感染,起病多急骤,有寒战、高热、盗汗及虚弱等全身症状,以脓毒败血症为主:肝、肾、脾、脑及深部组织可发生脓疡,或并发肺炎、心包炎、脑膜炎、腹膜炎及骨髓炎等,累及心瓣膜时可出现新杂音、心脏扩大及充血性心力衰竭,栓塞现象较多见。病情进展急剧时,可在数天或数周危及生命。如早期抢救,可在数周内恢复健康。心瓣膜损伤严重者,恢复后可遗留慢性心脏瓣膜病。

(二)辅助检查

1.一般血液检查

常见的血象为进行性贫血与白细胞计数增多,中性粒细胞计数升高。血沉增快,C-反应蛋白阳性。血清球蛋白常常增多,甚至清蛋白、球蛋白比例倒置,免疫球蛋白升高,循环免疫复合物及类风湿因子阳性。

2.血培养

血液培养是确诊的关键,对疑诊者不应急于用药,宜于早期重复地做血培养,并保留标本至2周之久,从而提高培养的阳性率,并做药敏试验。有人认为,在体温上升前1～2小时,10～15分钟采血1次,连续6次,1～2天内多次血培养的阳性率较分散于数天做血培养为高。血培养阳性率可达90%,如已用抗生素治疗,宜停用抗生素3天后采取血标本做培养。

3.超声心动图

能检出赘生物的额外回波,大于2 mm的赘生物可被检出。应用M型超声心动图仪或心脏超声切面实时显像可探查赘生物的大小及有关瓣膜的功能状态,后者显示更佳。超声检查为无害性方法,可重复检查,观察赘生物大小及瓣膜功能的动态变化,了解瓣膜损害程度,对决定是否做换瓣手术有参考价值。诊断依据以上临床表现,实验室检查栓塞现象和血培养阳性者即可确诊。

三、治疗

(一)抗生素

为了提高治疗效果应争取及早应用高剂量抗生素治疗,不可因等待血培养结果而延期治疗,但在治疗之前必先做几次血培养,因培养出的病原菌及其药物敏感试验的结果,对选用抗生素及剂量有指导意义;抗生素选用杀菌力强,应两种抗生素联合使用,一般疗程为4～6周。对不同的病原菌感染应选用不同的抗生素,参考如下。

1.草绿色链球菌

首选青霉素G 20万～30万单位(千克·天),最大量2 000万单位/天,分4次静脉滴注,1次/6小时,疗程4～6周。并加用庆大霉素4～6 mg/(kg·d),静脉滴注,1次/8小时,疗程2周。疗效不佳,可于5～7天后加大青霉素用量。对青霉素过敏者,可换用头孢菌素类或万古霉素。

2.金黄色葡萄球菌

对青霉素敏感者选用青霉素2 000万单位/天,加庆大霉素,用法同草绿色链球菌治疗,青霉素疗程 6～8 周。耐药者用新青霉素 B 或新青霉素 Ⅲ 200～300 mg/(kg·d),分 4 次静脉滴注,1 次/6 小时,疗程 6～8 周,加用庆大霉素静脉滴注 2 周。或再加利福平口服 15～30 mg/(kg·d),分 2 次,疗程 6 周。治疗不满意或对青霉素过敏者可用头孢菌素类,选用头孢菌素 Ⅰ(头孢噻吩)、头孢菌素 Ⅴ(头孢唑啉)或头孢菌素 Ⅳ(头孢拉定)200 mg/(kg·d),分 4 次,每 6 小时静脉滴注,疗程 6～9 周,或用万古霉素 40～60 mg/(kg·d),每天总量不超过 2 g,1 次/(8～12 小时),分 2、3 次静脉滴注,疗程 6～8 周。表皮葡萄球菌感染治疗同金黄色葡萄球菌。

3.革兰阴性杆菌或大肠埃希菌

用氨苄西林 300 mg/(kg·d)。分 4 次静脉滴注,1 次/6 小时,疗程 4～6 周;或用第 2 代头孢菌素类,选用头孢哌酮或头孢曲松 200 mg/(kg·d),分 4 次静脉滴注,1 次/6 小时;头孢曲松可分 2 次注射,疗程 4～6 周;并加用庆大霉素 2 周,绿脓杆菌感染也可加用羟苄西林200～400 mg/(kg·d),分 4 次静脉滴注。

4.肠球菌

用青霉素 2 000 万单位/天,或氨苄西林 300 mg/(kg·d),分 4 次,1 次/6 小时静脉滴注,疗程 6～8 周,并加用庆大霉素。对青霉素过敏者,可换用万古霉素或头孢菌素类。

5.真菌

用两性霉素 B,开始用量 0.1～0.25 mg/(kg·d),以后每天逐渐增加 1 mg/(kg·d),静脉滴注 1 次。可合用 5-氟胞嘧啶 50～150 mg/(kg·d),分 3～4 次服用。

6.病菌不明或术后者

用新青霉素 Ⅲ 加氨苄西林及庆大霉素,或头孢菌素类头孢曲松或头孢哌酮,或用万古霉素。

(二)其他治疗

其他治疗包括休息、营养丰富的饮食、铁剂等,必要时可输血。并发心力衰竭时,应用洋地黄、利尿剂等。并发于动脉导管未闭的感染性动脉内膜炎病例,经抗生素治疗仍难以控制者,手术矫正畸形后,继续抗生素治疗常可迅速控制并发动脉内膜炎。

在治疗过程中,发热先退,自觉症状好转,瘀斑消退,尿中红细胞消失较慢,约需 1 个月或更久;白细胞恢复也较慢,血沉恢复需 1.5 个月左右,终止治疗的依据为体温、脉搏正常,自觉情况良好,体重增加,栓塞现象消失,血象及血沉恢复正常等,如血培养屡得阴性,则更可靠。停止治疗后,应随访 2 年。以便对复发者及时进行治疗。

第四节　心 律 失 常

一、窦性心动过速

(一)临床要点

窦性心动过速指窦房结发出激动的频率超过正常心率范围的上限。其原因有生理性,如哭闹、运动、情绪紧张等;病理性主要有发热、贫血、甲状腺功能亢进、心肌炎、风湿热、心力衰竭等。一般无临床症状,年长儿有时可诉心悸。

(二)心电图特征

窦性心律,心率超过该年龄正常心率范围。婴儿心率每分钟大于 140 次,1～6 岁心率每分钟大于 120 次,6 岁以上心率每分钟大于 100 次。

(三)治疗

心律失常主要针对病因。有症状者可用 β 受体阻滞剂或镇静剂。

二、窦性心动过缓

(一)临床要点

窦性心动过缓指窦房结发出激动的频率低于正常心率。多由于迷走神经张力过高、颅内压增高、甲状腺功能减退、β 受体阻滞剂作用所致,少数为窦房结本身的病变。一般无症状,心率显著缓慢时可有头晕、胸闷,甚至晕厥。

(二)心电图特征

窦性心律,心率低于该年龄正常心率范围;1 岁以内(婴儿)心率每分钟小于 100 次,1～4 岁每分钟小于 80 次,3～8 岁每分钟小于 70 次,8 岁以上每分钟小于 60 次。

(三)治疗

主要针对病因。心率明显缓慢或有症状者,可口服阿托品,剂量每次 0.01～0.02 mg/kg,每天 3～4 次。

三、期前收缩

按其期前收缩起源部位的不同分为房性、房室交界区性及室性期前收缩。期前收缩既可见于明确病因，如各种感染、器质性心脏病、缺氧、药物作用及自主神经功能不稳定等，也可见于健康小儿。

(一)临床特点

多数小儿无症状，少数有心悸、胸闷、心前区不适。心脏听诊可听到心跳提早搏动之后有较长的间歇，脉搏短绌。期前收缩于运动后增多，提示同时有器质性心脏病。

(二)心电图特征

1.房性期前收缩

(1)提前出现的房性 P 波（P'波），P'波形态与窦性 P 波略有不同。P'R>0.10 秒。

(2)P'波后有 QRS 波，一般形态正常，P'引起 QRS 波有时增宽变形，似右束支传导阻滞图形称房性期前收缩伴室内差异性传导。

(3)P'波后无 QRS 波时称房性期前收缩未下传，P'波可出现在前一个窦性 T 波中，T 波形态轻度异常。

(4)期前收缩后代偿间歇多为不完全性。

2.房室交界区性期前收缩

(1)提前出现的 QRS 波，形态正常。

(2)在 QRS 波之前、中或后有逆行 P'波，但 P'R<0.10 秒，QRS 波之后则 RP'<0.20 秒。

(3)代偿间期往往为不完全性。

3.室性期前收缩

(1)提前出现的宽大畸形 QRS-T 波群，期前收缩前无 P'波；T 波与 QRS 主波方向相反。

(2)代偿间歇常为完全性。

(3)同一导联出现两种或两种以上形态的期前收缩，而配对间期固定者称多形性期前收缩。

(4)若同一导联出现两种或两种以上形态的期前收缩，且配对间期也不相等者称多源性期前收缩。

室性期前收缩有以下情况应视为器质性期前收缩：①先天性或后天性心脏

病基础上出现期前收缩或心功能不全出现期前收缩。②室性期前收缩、房性期前收缩或房室交界性期前收缩同时存在。③心电图同时有 QT 间期延长或 R-ON-T 现象(提前的 QRS 波落在 T 波上)。④有症状的多源、频发期前收缩,特别是心肌炎、心肌病等患者。对判断器质性室性期前收缩有困难时,应进行 24 小时动态心电图检测。

(三)治疗

病因治疗和应用抗心律失常药。

1.房性期前收缩

大多数偶发、无症状者属良性,不需药物治疗。如频发者可给予普罗帕酮或 β 受体阻滞剂。1 岁以内的婴儿频发房性期前收缩,易发生心房扑动和室上性心动过速,可用地高辛,无效时可加用普萘洛尔。

2.房室交界区性期前收缩

不需特殊治疗。

3.室性期前收缩

未发现器质性心脏病又无症状者不需用抗心律失常药。有器质性期前收缩应予治疗。可选用美西律口服,每天 2～5 mg/kg,每 8 小时一次。普罗帕酮每次 5～7 mg/kg,每 6～8 小时一次口服。胺碘酮每天 5～10 mg/kg,分 3 次,口服 1～2 周后逐渐减量至原来的 1/3,每天 1 次,服5天,停 2 天。普萘洛尔每天 1～3 mg/kg,分 3 次。洋地黄中毒和心脏手术后发生的室性期前收缩,选用苯妥英钠每次 2～4 mg/kg,缓慢静脉注射,可于 15～20 分钟后重复一次,总量为 15 mg/kg。肥厚性心肌病的室性期前收缩,用钙拮抗剂维拉帕米,每天 1～3 mg/kg,分 3 次口服。

四、阵发性室上性心动过速

阵发性室上性心动过速,其发生机制多数为折返激动,其次为心房或房室结自律性增高。室上性心动过速多见于无器质性心脏病者,可因呼吸道感染、疲劳、情绪激动等诱发。室上性心动过速也可发生于某些器质性心脏病、心肌炎、洋地黄中毒、电解质紊乱、心导管检查及心脏手术后。预激综合征的患儿50%～90%可发生阵发性室上性心动过速。

(一)临床要点

1.症状

阵发性室上性心动过速突然发生突然停止,婴儿常烦躁不安、拒食、呕吐、面色灰白、呼吸急速,肺部有啰音,心率每分钟 200~300 次,一次发作数秒钟或数小时,如发作时间长达 24 小时以上可导致心力衰竭或休克,易误诊为重症肺炎。儿童常诉心悸、头晕、疲乏、烦躁,伴有恶心、呕吐、腹痛,少数可有短暂昏厥,但较少发生心力衰竭和休克。

2.心电图特征

(1)心室率快而匀齐,婴儿常为每分钟 230~300 次,儿童常为每分钟 160~200 次,RR 间期绝对匀齐。

(2)P' 波可与 QRS 波重叠,若见到 P' 波形态异常,为逆行 P' 波。

(3)QRS 波群绝大多数形态正常,少数合并室内差异传导或逆向型房室折返心动过速时 QRS 波增宽。

(4)可有继发 ST-T 改变。

(二)治疗

1.终止发作

(1)用兴奋迷走神经的方法:小婴儿用冰水毛巾敷面部,每次 10~15 秒。儿童可深吸气屏住呼吸,刺激咽后壁,使作呕;或压迫一侧颈动脉窦。

(2)抗心律失常药:①普罗帕酮对折返性心动过速和自律性增高均有效,剂量为 1~2 mg/kg 加入 10% 葡萄糖溶液 10 mL 中缓慢静脉注射。首剂未转复者,隔 10 分钟可重复,不可超过 3 次。有心力衰竭或传导阻滞者忌用。②维拉帕米为钙通道阻滞剂,通过延长房室结不应期而阻断折返。若年龄>1 岁,未并发心力衰竭者可选用。剂量为 0.1~0.2 mg/kg,一次量不超过 5 mg,加入葡萄糖溶液中缓慢静脉注射。未转复者隔 15~20 分钟可重复一次,有心力衰竭、低血压、房室传导阻滞者忌用。③三磷酸腺苷(ATP)婴儿每次 3~5 mg,儿童每次 7~15 mg,加入 10% 葡萄糖 1~5 mL 中于 2 秒内快速静脉推注。有时此药伴严重不良反应,如心脏停搏。④地高辛有心力衰竭者宜选用,用量与治疗急性心力衰竭相同。⑤普萘洛尔剂量为 0.1 mg/kg 加 10% 葡萄糖溶液稀释,缓慢静脉注射。

(3)同步直流电击复律。

(4)射频消融术:对上述药物治疗难奏效或频繁复发者可用射频消融术治疗。

2.预防复发

在终止发作后继续口服药物,常用药物有地高辛、普萘洛尔、普罗帕酮、胺碘酮等,口服维持量 6~12 个月。

五、阵发性室性心动过速

阵发性室性心动过速(ventricular tachycardia,VT)是一种严重的快速心律失常,可能引起血流动力学的显著变化。根据波形特征,分单形和多形性室性心动过速。每次发作时间30秒内自行终止为非持续性室性心动过速;大于30秒或患者发生晕厥者为持续性室性心动过速。

(一)临床意义

室性心动过速急性多见于缺氧、酸中毒、感染、药物、高(低)血钾,慢性多见于有器质性心脏病者,如心肌炎、心肌病、二尖瓣脱垂、原发心脏肿瘤、QT间期延长、心导管检查及心脏手术后、冠状动脉起源异常、右心室发育不全。少数小儿原因不明。特发性室性心动过速无器质性心脏病的临床证据,用射频消融治疗有效。

(二)诊断

1.临床表现

临床表现有突发、突止的特点,症状常有发作性头晕、心悸、疲乏、心前区疼痛,严重者可晕厥、抽搐或猝死。婴儿易出现心力衰竭或休克。

2.心电图特征

(1)连续3次或3次以上的期前QRS波群,时限增宽,形态畸形,心室率每分钟150~250次,RR间期可略有不齐。

(2)房室分离,可见窦性P′波与QRS波各自独立,无固定时间关系,呈干扰性房室脱节,心室率快于心房率。

(3)常出现心室夺获及室性融合波。

3.治疗

治疗包括终止室性心动过速发作,预防室性心动过速复发。

(1)消除病因:如药物不良反应、电解质紊乱等。

(2)危重患儿首选同步直流电击复律,用量为2~5 ws/kg,婴儿每次<50 ws,儿童每次<100 ws,无效者隔20~30分钟重复一次。洋地黄中毒者忌电击治疗。

(3)抗心律失常药物。①利多卡因:首选,剂量1 mg/kg,稀释后缓慢静脉注射。无效者隔5~10分钟可重复一次,总量3~5 mg/kg。室性心动过速纠正后每分钟20~30 μg/kg静脉滴注维持。②普罗帕酮:1~2 mg/kg,稀释后缓慢静脉注射。无效可重复1~3次。③苯妥英钠:2~4 mg/kg加生理盐水稀释后缓慢静脉注射,无效可重复 1~3 次,总量为 15 mg/kg。其对洋地黄中毒及心脏手术者效果较好。④胺碘酮:对上述药物无效的顽固性室性心动过速可采用胺碘酮,每次 1 mg/kg,静脉注射 10 分钟,无效隔 5~10 分钟重复同样剂量,总量 24 小时<10 mg/kg。或用负荷量 2.5~5 mg/mg,静脉注射 30~60 分钟,可重复 1 次,总量 24 小时≤10 mg/kg。

(4)射频消融术:对顽固病例并被证实为折返激动所致,尤其是特发性室性心动过速可用射频消融治疗。

(5)预防复发:对有复发倾向者可口服普罗帕酮、普萘洛尔、胺碘酮等有效药物。

六、房室传导阻滞

房室传导阻滞(atrial-ventricular block,AVB)是小儿较常见的缓慢性心律失常,按房室传导阻滞的程度可分为一、二、三度房室传导阻滞。病因有急性感染、心肌炎、心肌病、电解质紊乱、洋地黄或其他药物中毒及心脏手术等。少数为先天性房室结发育畸形或胎儿期房室结病变所致,称先天性完全性房室传导阻滞。一度房室传导阻滞和二度Ⅰ型房室传导阻滞可为迷走神经张力增高所致。

(一)一度房室传导阻滞

1.临床要点

一度房室传导阻滞临床一般无症状,听诊第一心音低钝。有时健康小儿亦可出现一度房室传导阻滞。

2.心电图特征

PR 间期超过正常最高值,即 1 岁内 PR>0.14 秒,学龄前 PR>0.16 秒,学龄期 PR>0.18 秒,青春期 PR>0.20 秒。其正常值与心率有关。

3.治疗

针对病因治疗,不需用抗心律失常药。随着病因的消除,一度房室传导阻滞可消失。

(二)二度房室传导阻滞

1.临床要点

二度房室传导阻滞的临床症状视传导阻滞的严重程度及心室率的快慢而定,可无症状或有心悸、头晕等。

2.心电图特征

二度房室传导阻滞分为Ⅰ型(莫氏Ⅰ型)和Ⅱ型(莫氏Ⅱ型)。

(1)二度Ⅰ型:①PR间期随每次心搏逐次延长,直至P'波后脱落一个QRS波群(心室漏搏)。周而复始,呈规律性改变。②PR间期逐次延长的同时,RR间期逐次缩短,继以一个较长的RR间期。③伴有心室漏搏的长RR间期小于任何2个RR间期之和。

(2)二度Ⅱ型:①PR间期正常或稍延长,但固定不变。②P'波按规律出现,QRS波呈周期性脱落,伴有心室漏搏的长RR为短RR间隔的倍数。③房室间传导比例多为2∶1或3∶1下传。

3.治疗

主要针对病因治疗,二度Ⅰ型是暂时的,多可恢复,而二度Ⅱ型可逐渐演变为Ⅲ度房室传导阻滞。

(三)三度(完全性)房室传导阻滞

1.临床特征

三度(完全性)房室传导阻滞除有原发病、病毒性心肌炎、先天性心脏病等的表现外,婴儿心率每分钟<80次,儿童每分钟<60次。当心室率每分钟<40次时有疲乏、无力、眩晕,严重者可发生阿-斯综合征或心力衰竭。

2.心电图特征

(1)P波与QRS波无固定关系,心室率慢于心房率。

(2)QRS波群形态与阻滞部位有关。若起搏点在房室束分支以上,QRS波群不宽。若起搏点在希氏束以下,QRS波群增宽。

3.治疗

(1)无症状先天性者不需治疗。

(2)病因治疗:如心肌炎或手术暂时损伤者,用肾上腺皮质激素治疗。

(3)提高心率:阿托品每次0.01~0.03 mg/kg,每天3~4次,口服或皮下注射。异丙基肾上腺素加入5%葡萄糖溶液按每分钟0.1~0.25 μg/kg,静脉滴注,或用5~10 mg舌下含服。

(4)放置人工起搏器的适应证:①阿-斯综合征或伴心力衰竭。②心室率持续显著缓慢,新生儿每分钟<55次,婴儿每分钟<50次,儿童每分钟<45次。③室性心动过速心律失常,阻滞部位在希氏束以下。④对运动耐受量低的患儿。

第八章

小儿消化系统疾病

第一节 胃食管反流

胃食管反流(GER)是指胃和/或十二指肠内容反流入食管。GER 在小儿中十分常见,绝大多数属于生理现象。小儿 GER 分为 3 种类型。①生理性反流:多见于新生儿和小婴儿喂奶后发生的暂时反流。②功能性反流:常见于婴幼儿,常发生在白天餐时或餐后,不引起病理损害。③病理性反流:反流症状持续存在,常合并支气管哮喘、吸入性肺炎、新生儿窒息、生长迟缓、反流性食管炎、食管狭窄、猝死综合征。

一、病因及发病机制

过去认为食管下括约肌是防止胃内容物反流的唯一解剖结构。但现在认为 GER 并非是食管下括约肌功能低下单一的作用,而是由许多因素综合产生。其中食管下括约肌是首要的抗反流屏障,食管正常蠕动,食管末端黏膜瓣、膈食管韧带、腹段食管长度、横膈脚肌钳夹作用及 His 角等结构,亦在防止反流中起一定作用。若上述解剖结构发生器质或功能上病变,胃内容物即可反流到食管而致食管炎。

(一)食管下括约肌功能不全

食管下括约肌在抗反流作用上最为重要,被认为是第一抗反流屏障。食管下括约肌抗胃食管反流的功能依靠食管下括约肌压力、食管位于腹腔内的长度及食管下括约肌的总长度,当食管下括约肌压力下降、食管腹腔内食管段长度变短与 His 角增大、食管下括约肌变短等均可引起食管下括约肌功能不全。

(二)食管清除能力降低

食管清除定义为食管内 pH 回升至 4 以上。食管的正常蠕动发挥有效的食管清除作用,在某些病理性 GER 患儿,时常可见到食管蠕动振幅低,继发性顺蠕动波减弱或消失,则胃内容物可随着逆蠕动波继续向上而反流溢出。

(三)胃、十二指肠协调功能失常

协调功能失常导致胃排空迟缓,使反流物质和量增加。反流液在食管内停留时间长,损伤食管黏膜,引起食管黏膜鳞状上皮细胞发生病变,炎症细胞浸润,溃疡形成,柱状上皮增生。炎症甚至可累及黏膜肌层,细胞穿透食管壁延至纵隔。食管壁的复层鳞状上皮脱落后,由长入食管的胃黏膜柱状上皮替代,此为Barrett 食管。反流性食管炎和溃疡均可引起食管狭窄。

(四)影响受损程度的因素

反流性食管炎食管黏膜受损程度取决于 3 个因素:①反流物的特殊作用;②与反流物接触所持续的时间;③食管对反流物的清除能力。

二、病理

因食管炎有不同的发展阶段,故病变程度与其相应的病理形态学特征也不一。通常可分为早期(病变轻微期)、中期(炎症进展及糜烂形成期)、晚期(慢性溃疡形成及炎性增生期)。

(一)病变轻微期

组织学改变主要为上皮层的基底细胞增生,厚度增加。与浅层上皮的厚度比例有所改变,固有膜乳头延长,伸向上皮层。

(二)炎症进展及糜烂形成期

组织学检查可见病变区上皮细胞坏死脱落,形成浅表性上皮缺损。上皮缺损处由炎性纤维素膜覆盖,其下可见中性粒细胞及淋巴细胞,浆细胞浸润。炎症改变主要限于黏膜肌层以上。还可见到浅表部位毛细血管和纤维母细胞增生,形成慢性炎性或愈复性肉芽组织。

三、临床表现

小儿胃食管反流的临床表现轻重不一,主要与反流的强度、持续时间、有无并发症以及小儿的年龄有关。小儿胃食管反流通常有以下 3 种表现。

(一)反流本身引起的症状

主要表现为呕吐、溢乳为典型表现,约 85% 患儿生后第 1 周即出现呕吐,

65％的小儿虽未经临床治疗可在半年至 1 年内自行缓解,实际上这部分患儿属生理性反流范畴,临床不需特殊治疗。仅少数患儿表现为反复呕吐,并逐渐加重,由此可导致营养不良和生长发育迟缓。年长患儿可有反酸、打嗝等表现。

(二)反流物刺激食管所引起的症状

由于胃内容或十二指肠内容含有大量的攻击因子,引起食管黏膜的损害,年长小儿可表现为胃灼热、胸骨后痛、吞咽性胸痛等症状,食管病变重者可表现为反流性食管炎而出现呕血或吐咖啡样物,此类患儿多见贫血。反流性食管炎症状持续存在者可进一步导致食管狭窄、Barrett 食管等并发症。

(三)食管以外的刺激症状

近年来,关注最多的是胃食管反流与反复呼吸道感染之间的因果关系,约 1/3 的患儿因吸入反流物而反复出现呛咳、哮喘、支气管炎和吸入性肺炎等呼吸道感染症状,反流引起的哮喘无季节性,常有夜间发作。反复发生的吸入性肺炎可导致肺间质纤维化。在新生儿中,反流可引起突然窒息甚至死亡。少数病例可表现为 Sandifer 综合征,发作时呈特殊的"公鸡头样"姿势,同时伴反酸、杵状指、低蛋白和贫血等。个别病例因口腔溃疡及牙病在口腔科就诊,而反流症状却不明显或被忽略,经抗反流治疗后,口腔溃疡可减轻或愈合。

临床上小儿胃食管反流的表现轻重程度不一,而且相当一部分胃食管反流属生理现象,不同年龄儿童的胃食管反流表现又不尽相同,因此客观准确地判定反流及其性质十分重要。

四、诊断

凡临床有原因不明的溢乳、反胃、呕吐,反复发作的慢性呼吸道感染、哮喘、胸腹痛、咽下困难、烧灼感,早产儿呼吸暂停、窒息、声音嘶哑、中耳炎、鼻窦炎、不明原因生长发育迟缓、营养不良、贫血,婴儿原因不明易激惹、夜间哭闹、睡眠时呼吸紊乱、进食后哭闹、拒食等,应考虑有胃食管反流可能。

小儿胃食管反流的诊断应根据以下原则:①临床有明显的反流症状,如呕吐、反酸、胃灼热或与反流相关的反复呼吸道感染等;②有明确的胃食管反流客观证据。

五、辅助检查

GER 临床表现复杂且缺乏特异性。仅凭临床症状难以区分生理性或病理性 GER,常需进行辅助检查以帮助诊断。目前常用的辅助检查有以下几种。

(一)24 小时食管 pH 动态监测

24 小时食管 pH 动态监测为首选诊断手段。通过食管腔内放置的 pH 电极进行长时间的观察,监测食管下端 pH<4 的反流次数、反流持续超过 5 分钟的次数、反流持续的最长时间、食管下端 pH<4 的时间占总时间的百分比值(酸性反流指数),根据 4 项观察指标的综合计分系统进行综合评分可以发现反流,并区分生理性还是病理性,有无病理性反流的界限文献报道不一。

(二)食管动力学检查

测压是测定动力紊乱的重要工具,测定胃内压,上下食管括约肌压力、长度及松弛情况,食管体部蠕动情况等。GER 患儿其下食管括约肌压力(LESP)有不同程度降低,LES 压力区的长度短于正常同年龄组,LES 顺应性差。

(三)食管钡餐造影

早期和轻度反流性食管炎的主要 X 线表现为食管的功能性改变和轻微的黏膜形态改变。炎症引起的食管痉挛性收缩,在钡剂造影时常可以看到食管下端数厘米的一段轻度狭窄,其上方有少量钡剂存留,尚可通过。狭窄段能扩张至正常程度,在钡剂通过后狭窄又复出现。直立位检查时,钡剂虽可自食管通过,但排空时间较正常延迟。卧位服钡餐后,表现为正常食管蠕动波停止于主动脉弓平面,钡剂虽能进入下部食管,但多在第 2 次吞钡时才有少量钡剂进入胃内。

胃食管反流的 X 线分级。①0 级:无胃内容物反流入食管下端;②Ⅰ级:少量胃内容物反流入食管下端;③Ⅱ级:反流主要在食管,相当于主动脉弓部位;④Ⅲ级:反流主要在咽部;⑤Ⅳ级:频繁反流主要在咽部,且伴有食管运动障碍;⑥Ⅴ级:反流主要在咽部,且有钡剂吸入。

在做 X 线检查时,还应注意有否食管裂孔疝。尤其是滑动性疝,此种类型疝 X 线表现为胃食管前庭段增宽,部分胃黏膜位于膈上及见到上升的食管胃环。

X 线上所见的胃食管反流程度与反流性食管炎的严重程度并不平行。X 线诊断胃食管反流的阳性率仅 25%～75%,假阳性高达 31%。这与检查时钡餐吞入量有关,新生婴儿尤其如此。

(四)食管内镜检查

此为最适宜的明确食管炎的方法,结合病理学检查,能反映食管炎的严重程度,也是诊断 Barrett 食管的主要依据,但此法不能反映反流严重程度,仅反映食管炎严重程度,对判断轻度(Ⅰ级)食管炎困难,故大部分学者提出,内镜显示Ⅰ或Ⅱ级食管炎不需做黏膜活检,只在镜检不明显或有可疑变化时做 Rubin 管吸引活检。原则上新生儿期不做。内镜下反流性食管炎表现为孤立糜烂灶与红斑灶和/或渗出、糜烂和溃疡、瘢痕、狭窄。

(五)多通道食管腔内阻抗-pH 监测(MII-pH)

20 世纪 80 年代出现的检测胃食管反流的技术,具有能同时监测酸反流和非酸胃食管反流的优点,临床上主要用于难治性胃食管反流病的诊断。一项最新研究发现,MII-pH 能识别包括非反流在内的所有 GERC,是更灵敏可靠的诊断 GERC 的辅助检查方法。

六、治疗

GER 治疗目的:缓解症状,治愈食管炎症、溃疡,预防复发,防治并发症。主要通过增加抗反流机制及消除反流物的作用进行治疗。

(一)一般治疗

体位治疗和饮食治疗。

1.体位

新生儿、婴幼儿体位何种最佳,业界目前意见不一。认为前倾俯卧、上身抬高 30°最佳,但此体位可能增加婴儿猝死的危险,应慎重。年长儿建议左侧卧位,床头抬高 15～20 cm,以利于胃排空、减少反流。

2.饮食和喂养方式

新生儿宜少量多餐,以减少胃容量。婴儿以稠奶喂养(配方奶加米糊增稠)。年长儿宜少量多餐,以高蛋白、低脂饮食为主,晚餐后不宜再喝饮料以免发生反流,避免应用刺激性调味品及影响 LES 张力的食物和药物。

(二)药物治疗

近 10 年来发展很快,主要药物为促胃肠动力剂与止酸剂两大类,合用对反流性食管炎疗效更佳。药物治疗胃食管反流在成年人与较大儿童中已积累了较多的经验,但对新生儿、婴儿,目前仅处在观察、试用研究阶段,故对后者应用时要慎重。

1.促胃肠动力药

(1)氯贝胆碱(氨甲酰甲胆碱):拟副交感神经药,增加食管下括约肌张力,减少胃食管反流,也能增进食管收缩幅度,有清除酸性物质及促进胃排空的作用,小儿剂量为 8.7 mg/m² 体表面积。不良反应主要表现腹部疼挛、腹泻、尿频与视力模糊等,但不良反应轻、短暂。哮喘是用药的相对禁忌证。

(2)甲氧氯普胺：为周围与中枢神经系统多巴胺受体拮抗药，可促使节后神经末梢乙酰胆碱释放，增加食管收缩幅度和食管下括约肌张力，促进胃排空，对胃酸分泌无作用。小儿剂量每次 0.1 mg/kg,3～4 次/天。但长期使用不良反应严重，约 1/3 患儿服用后出现神经、精神症状，如焦虑、不安、失眠及急性锥体外系症状，往往迫使中止服药，临床长期服用并不理想。

(3)多潘立酮：抗呕吐和胃动力学作用基于其拮抗多巴胺受体，影响胃肠运动。由于对血-脑脊液屏障的渗透力差，故对脑内多巴胺受体几乎无抑制作用，因此可排除精神和神经不良反应。本药可使胃肠道上部的蠕动和张力恢复正常，促使胃排空，增加胃窦和十二指肠运动、协调幽门的收缩，还可增强食管的蠕动和食管下括约肌的张力。儿童剂量每次 0.3 mg/kg,3～4 次/天。不良反应偶见轻度瞬时性腹部疼挛及可观察到血清泌乳素水平增高，但停药后即可恢复正常。服用本药时尚需注意同时使用抗胆碱能药品可能会减弱药物作用。另外，在 1 岁以下儿童由于其代谢和血-脑脊液屏障功能发育尚不完全，故对幼儿给药应非常小心。

(4)西沙必利：系一种新型有效的食管、胃肠道新动力药。它可增加胃排空及食管下括约肌压力，部分作用类同胆碱能机制，包括从肌间神经丛中释放乙酰胆碱，对胃酸分泌无作用，也不增加食管蠕动。作用范围较广，能改善整个消化道的运动功能。儿童用量 0.3 mg/kg,3 次/天，出生后 5 天至 11 个月婴儿可用每次 0.15～0.2 mg/kg,3 次/天。据报道在服用 3～7 天后即可明显改善反流。如合并支气管肺部病变，于服药后，至数周不但反流消失，肺部症状也获改善或消失。但因其可能造成 QT 间期延长、晕厥、室性心律失常等心血管系统不良反应，目前临床上已很少使用。其他新一代胃肠道促动力剂，目前儿童使用资料较少。

2.止酸药

(1)西咪替丁：组胺 H_2 受体阻断药，此药对减少胃酸分泌有效。近年 Cucchiara 报道用该药与配合抗酸药物治疗反流性食管炎较有效。儿童剂量每天 20～40 mg/kg。其不良反应少。一般未发现严重不良反应。可有血肌酐轻度增高或血清转氨酶升高，停药后即可恢复正常。少数长期服用可出现男性乳房发育，有时有头痛、便秘和腹泻，一般不影响治疗。也偶见药热、皮疹，胃功能减退者应酌情减量。

(2)雷尼替丁：作用迅速，是有效的组胺 H_2 受体拮抗药。作用较西咪替丁强，它能抑制激发性胃酸分泌，既减少其分泌量，也降低其中所含的酸度与胃蛋白酶。虽无提高食管下括约肌张力的作用，但对治疗反流性食管炎有良效。小儿剂量 5～10 mg/kg。不良反应少,国外应用多年从未见有严重不良反应的报道。少数患儿(7%～8%)出现乏力、头痛、头昏和皮疹。肾功能减退的患儿应酌情减少用量。

(3)奥美拉唑:是新一类的胃酸分泌抑制药,取代了苯并咪唑。其特征是可抑制 H/K-ATP 酶,阻断胃壁细胞 H^+ 分泌的最后共同通道。在体内测定奥美拉唑和西咪替丁对组胺刺激胃酸分泌的抗分泌作用,前者比后者强 10 倍。

(4)法莫替丁:据文献报道法莫替丁治疗Ⅰ、Ⅱ期反流性食管炎有良效,Sekigochi 报道成人用药 12 周内 82%患者内镜检查愈合。其与奥美拉唑对小儿病例的应用尚在观察中,应用尚未普遍。

3.黏膜覆盖药物

反流性食管炎有溃疡形成或有黏膜糜烂时,此药可覆盖在病损表面形成一层保护膜,减轻症状,促进愈合。此类药有硫糖铝、藻酸盐抗酸药 Gaviscon、枸橼酸铋钾(胶体次枸橼酸铋,CBS)等。近期,国内也采用双八面体蒙脱石治疗食管炎,收到十分满意的疗效,双八面体蒙脱石对消化道黏膜具有强的覆盖能力,并通过与黏液糖蛋白的相互结合,修复和提高黏膜屏障对攻击因子的防御功能。

(三)外科手术

绝大多数 GER 患儿经体位疗法、饮食和喂养方式调整以及药物治疗后痊愈,仅 5%～10%患儿需行手术治疗。新生儿不宜做抗反流手术。手术目的为加强 LES 的功能,多采用 Nissen 胃底折叠术加胃固定术来完成抗反流作用。

第二节 胃 炎

胃炎是指由各种物理性、化学性或生物性有害因子引起的胃黏膜或胃壁炎症性改变的一种疾病。在我国小儿人群中胃炎的确切患病率不清。根据病程分为急性和慢性两种,后者发病率高。

一、诊断依据

(一)病史

1.发病诱因

对于急性胃炎应首先了解患儿近期有无急性严重感染、中毒、创伤及精神过度紧张等,有无误服强酸、强碱及其他腐蚀剂或毒性物质等。对于慢性胃炎而言不良的饮食习惯是主要原因,应了解患儿饮食有无规律、有无偏食、挑食;了解患儿有无过冷、过热饮食,有无食用辣椒、咖啡、浓茶等刺激性调味品,有无食用粗糙的难以消化的食物;了解患儿有无服用非甾体抗炎药或肾上腺皮质激素类药物等;还要了解患儿有无对牛奶或其他奶制品过敏等。

2.既往史

有无慢性疾病史,如慢性肾炎、尿毒症、重症糖尿病、肝胆系统疾病、儿童结缔组织疾病等;有无家族性消化系统疾病史;有无十二指肠-胃反流病史等。

(二)临床表现

1.急性胃炎

多急性起病,表现为上腹饱胀、疼痛、嗳气、恶心及呕吐,呕吐物可带血呈咖啡色,也可发生较多出血,表现为呕血及黑便。呕吐严重者可引起脱水、电解质及酸碱平衡紊乱。失血量多者可出现休克表现。有细菌感染者常伴有发热等全身中毒症状。

2.慢性胃炎

常见症状有腹痛、腹胀、呃逆、反酸、恶心、呕吐、食欲缺乏、腹泻、无力、消瘦等。反复腹痛是小儿就诊的常见原因,年长儿多可指出上腹痛,幼儿及学龄前儿童多指脐周不适。

(三)体格检查

1.急性胃炎

可表现为上腹部或脐周压痛。呕吐严重者可出现脱水、酸中毒体征,如呼吸深快、口渴、口唇黏膜干燥且呈樱红色、皮肤弹性差、尿少等。并发较大量消化道出血时可有贫血或休克表现。

2.慢性胃炎

一般无明显特殊体征,部分患儿可表现为消瘦、面色苍黄、舌苔厚腻、腹胀、上腹部或脐周轻度压痛等。

(四)并发症

长期慢性呕吐、食欲缺乏可引起消瘦或营养不良,严重呕吐可引起脱水、酸中毒和电解质紊乱,长期慢性小量失血可引起贫血,大量失血可引起休克。

(五)辅助检查

1.胃镜检查

可见黏膜广泛充血、水肿、糜烂、出血,有时可见黏膜表面的黏液斑或反流的胆汁。幽门螺杆菌(Hp)感染性胃炎时,可见到胃黏膜微小结节形成(又称胃窦小结节或淋巴细胞样小结节增生)。同时可取病变部位组织进行 Hp 或病理学检查。

2.X 线上消化道钡餐造影

胃窦部有浅表炎症者有时可呈胃窦部激惹征,黏膜纹理增粗、迂曲、锯齿状,幽门前区呈半收缩状态,可见不规则痉挛收缩。气、钡双重造影效果较好。

3.实验室检查

(1)幽门螺杆菌检测方法有胃黏膜组织切片染色与培养、尿素酶试验、血清学检测、核素标记尿素呼吸试验。

(2)胃酸测定:多数浅表性胃炎患儿胃酸水平与胃黏膜正常小儿相近,少数慢性浅表性胃炎患儿胃酸降低。

(3)胃蛋白酶原测定:一般萎缩性胃炎中影响其分泌的程度不如盐酸明显。

(4)内因子测定:检测内因子水平有助于萎缩性胃炎和恶性贫血的诊断。

二、诊断中的临床思维

典型的胃炎根据病史、临床表现、体检、X 线钡餐造影、纤维胃镜及病理学检查基本可确诊。但由于引起小儿腹痛的病因很多,急性发作的腹痛必须与外科急腹症、肝、胆、胰、肠等腹内脏器的器质性疾病以及腹型过敏性紫癜等鉴别。慢性反复发作的腹痛应与肠道寄生虫、肠痉挛等鉴别。

(一)急性阑尾炎

该病疼痛开始可在上腹部,常伴有发热,部分患儿呕吐,典型疼痛部位以右下腹为主,呈持续性,有固定压痛点、反跳痛及腹肌紧张、腰大肌试验阳性等体征,白细胞总数及中性粒细胞增高。

(二)过敏性紫癜

腹型过敏性紫癜由于肠壁水肿、出血、坏死等可引起阵发性剧烈腹痛,常位于脐周或下腹部,可伴有呕吐或吐咖啡色物,部分患儿可有黑便或血便。但该病患儿可出现典型的皮肤紫癜、关节肿痛、血尿及蛋白尿等。

(三)肠蛔虫症

常有不固定腹痛、偏食、异食癖、恶心、呕吐等消化道功能紊乱症状,有时出现全身过敏症状。往往有吐、排虫史,粪便查找虫卵,驱虫治疗有效等可协助诊断。

(四)肠痉挛

婴儿多见,可出现反复发作的阵发性腹痛,腹部无特异性体征,排气、排便后可缓解。

(五)心理因素所致非特异性腹痛

心理因素引起的非特异性腹痛是一种常见的儿童身心疾病,它涉及到心理和生理两个方面的相互作用。具体病因不明,与情绪改变、生活事件、精神紧张、过度焦虑等有关。表现为弥漫性、发作性腹痛,持续数十分钟或数小时而自行缓解,可伴有恶心、呕吐等症状。临床及辅助检查往往无阳性发现。

三、治疗

(一)急性胃炎

1.一般治疗

患儿应注意休息,进食清淡流质或半流质饮食,必要时停食1~2餐。药物所致急性胃炎首先停用相关药物,避免服用一切刺激性食物。及时纠正水、电解质紊乱。有上消化道出血者应卧床休息,保持安静,检测生命体征及呕吐与黑便情况。

2.药物治疗

(1)H₂受体拮抗药:常用西咪替丁,每天 10~15 mg/kg,分 1~2 次静脉滴注或分 3~4 次每餐前或睡前口服;雷尼替丁,每天 3~5 mg/kg,分 2 次或睡前 1 次口服。

(2)质子泵抑制剂:常用奥美拉唑,每天 0.6~0.8 mg/kg,清晨顿服。

(3)胃黏膜保护药:可选用硫糖铝、十六角蒙脱石粉、麦滋林-S 颗粒剂等。

(4)抗生素:合并细菌感染者应用有效抗生素。

3.对症治疗

主要针对腹痛、呕吐和消化道出血的情况。

(1)腹痛:腹痛严重且除外外科急腹症者可酌情给予抗胆碱能药,如 10%颠茄合剂、甘颠散、溴丙胺太林、山莨菪碱、阿托品等。

(2)呕吐:呕吐严重者可给予爱茂尔、甲氧氯普胺、多潘立酮等药物止吐。注意纠正脱水、酸中毒和电解质紊乱。

(3)消化道出血:可给予卡巴克洛或凝血酶等口服或灌胃局部止血,必要时内镜止血。注意补充血容量,纠正电解质紊乱等。有休克表现者,按失血性休克处理。

(二)慢性胃炎

1.一般治疗

慢性胃炎又称特发性胃炎,缺乏特殊治疗方法,以对症治疗为主。养成良好的饮食习惯及生活规律,少吃生冷及刺激性食物。停用能损伤胃黏膜的药物。

2.病因治疗

对感染性胃炎应使用敏感的抗生素。确诊为 Hp 感染者可给予阿莫西林、庆大霉素等口服治疗。

3.药物治疗

(1)对症治疗:有餐后腹痛、腹胀、恶心、呕吐者,用胃肠动力药。如多潘立酮,每次 0.1 mg/kg,3～4 次/天,餐前 15～30 分钟服用。腹痛明显者给予抗胆碱能药,以缓解胃肠平滑肌痉挛。可用硫酸阿托品,每次 0.01 mg/kg,皮下注射。或溴丙胺太林,每次 0.5 mg/kg,口服。

(2)黏膜保护药:枸橼酸铋钾,6～8 mg/(kg·d),分 2 次服用。大剂量铋剂对肝、肾和中枢神经系统有损伤,故连续使用本剂一般限制在 4～6 周之内为妥。硫糖铝,10～25 mg/(kg·d),分 3 次餐前 2 小时服用,疗程 4～8 周,肾功能不全者慎用。麦滋林-S,每次 30～40 mg/kg,口服3 次/天,餐前服用。

(3)抗酸药:一般慢性胃炎伴有反酸者可给予中和胃酸药,如氢氧化铝凝胶、复方氢氧化铝片,于餐后 1 小时服用。

(4)抑酸药:仅用于慢性胃炎伴有溃疡病、严重反酸或出血时,疗程不超过2 周。H_2 受体拮抗药,西咪替丁 10～15 mg/(kg·d),分 2 次口服,或睡前一次服用。雷尼替丁 4～6 mg/(kg·d),分 2 次服或睡前一次服用。质子泵抑制药,如奥美拉唑 0.6～0.8 mg/kg,清晨顿服。

四、治疗中的临床思维

(1)绝大多数急性胃炎患儿经治疗在 1 周左右症状消失。

(2)急性胃炎治愈后若不注意规律饮食和卫生习惯,或在服用能损伤胃黏膜的药物时仍可急性发作。在有严重感染等应急状态下更易复发,此时可短期给予 H_2 受体拮抗药预防应急性胃炎的发生。

(3)慢性胃炎患儿因缺乏特异性治疗,消化系统症状可反复出现,造成患儿贫血、消瘦、营养不良、免疫力低下等。可酌情给予免疫调节药治疗。

(4)小儿慢性胃炎胃酸分泌过多者不多见,因此要慎用抗酸药。主要选用饮食治疗。避免医源性因素,如频繁使用糖皮质激素或非甾体抗炎药等。

第三节 食物过敏性胃肠病

一、食物过敏性胃肠病的定义和分类

近 10~15 年过敏性疾病的发病率不断增加,食物过敏也受到了大家的关注。就不同年龄的人群而言,婴幼儿及儿童的发病率高于成人,0~6 个月龄婴儿的食物过敏患病率最高,随年龄的增长发病率逐渐降低,这是因为大多数患儿到了 2~3 岁就对该食物产生耐受,症状随之消失。对人类健康构成威胁的食物变应原主要来自食物中含有的致敏蛋白质、食品加工储存中使用的食品添加剂和含有变应原的转基因食品。临床上>90%的变态反应由以下 8 类高致敏性食物导致:蛋、鱼、贝类、奶、花生、大豆、坚果和小麦。

儿童食物变态反应的患病率 6%~8%,而牛乳是最常见的过敏食物,占其中的 3%~7.5%,以 1 岁以内的婴幼儿多见。随着年龄的增长,食物过敏症的发病率明显下降。有食物过敏的患者常伴有支气管哮喘,发病率 6.8%~17%,而对牛奶过敏的儿童,哮喘的发病率则可高达 26%。

食物过敏性胃肠病也称为食物变态反应或消化系统变态反应或食物过敏等,是由于某种食物或食品添加剂等引起异常免疫反应而导致消化系统变态反应的一组疾病。牛奶蛋白是食物过敏中最常见的变应原,有 50%~60%牛奶蛋白过敏可累及消化道。食物过敏所致的消化道症状可表现为多种多样,包括腹痛、腹泻、腹胀、便秘、消化道出血、恶心、呕吐、拒奶、溢乳、喂养困难、肛瘘以及上述症状迁延不愈而造成的生长发育受限、缺铁性贫血、低蛋白血症、水肿等症状。

根据免疫介导途径分为 IgE 介导和非 IgE 介导两种类型,各种类型中各有相应的疾病。

二、病因和发病机制

(一)病因

1.食物诱发过敏的途径

诱发小儿过敏的途径有 5 个:胃肠道食入、呼吸道吸入、皮肤接触或注射、通过人乳和胎盘进入。

2.食物变应原

食物变应原指的是能引起免疫反应的食物抗原分子。几乎所有食物变应原都是蛋白质,大多数为水溶性糖蛋白,分子量 10 万～60 万每种食物蛋白质可能含几种不同的变应原。

3.遗传因素

食物变态反应与遗传基因有关。父母中一方有食物过敏史者其子女的患病率为 30%,双亲均患本病者,则子女患病率高达 60%。

4.解剖因素

人体胃肠道的非特异性和特异性黏膜屏障系统可以限制完整的蛋白质抗原侵入,而进入肠道的食物抗原与分泌型 IgA(SIgA)结合,形成抗原抗体复合物,限制了肠道对食物抗原的吸收,从而直接或间接地减轻对食物蛋白的免疫反应。小儿消化黏膜柔嫩、血管通透性高,消化道屏障功能差,各种食物变应原易通过肠黏膜入血,引起变态反应。3 个月以下的婴儿 IgA 水平较低,黏膜固有层产生 SIgA 的浆细胞数较少。当消化、吸收过程及黏膜免疫异常时,均造成各种食物的变应原易通过肠黏膜入血而发生过敏性胃肠炎。

5.其他因素

消化道炎症是肠道过敏症发病率增高的原因之一。这是由于消化道炎症致胃肠黏膜损伤,增加了胃肠黏膜的通透性,使过多的食物抗原被吸收,而发生变态反应。

(二)发病机制

致敏抗原激活肠固有膜的 IgE 浆细胞产生大量的 IgE 抗体,并与肥大细胞结合,固定在这些细胞的表面。当食物中的致敏原再次进入体内与胃肠黏膜肥大细胞表面的 IgE 相结合,使肥大细胞激活脱颗粒释放一系列参与变态反应的炎症介质,使血管通透性增加,引起Ⅰ型变态反应。部分抗原物质也可选择性地与浆细胞 IgG、IgM、IgA 或 T 细胞结合,形成免疫复合物,从而引起局部和/或全身性的Ⅲ型或Ⅳ型变态反应。而年龄、食物的消化过程、胃肠道的通透性、食物抗原的结构遗传因素等可影响食物变态反应的发生。食物变态反应在生后最初几年最常见,大多数患儿到了 2～3 岁就对该食物产生耐受,症状随之消失。IgE 介导者可能持续时间较长。初始症状的严重性与以后临床症状消失与否无关,但由于避食食物变应原不彻底特别是十几岁的儿童,致使其敏感性持续存在。

三、不同的食物过敏性胃肠病临床表现

(一)IgE途径介导的食物过敏性胃肠病

1.速发性胃肠道过敏症

急性起病,患者在进食某种食物后数分钟至2小时起病,出现恶心、呕吐、腹痛、腹泻等症状,通常伴随皮肤过敏和哮喘甚至过敏性休克的表现。常见的变应原为牛奶、鸡蛋、大豆、花生、海鲜等。

2.花粉热

也称口腔(黏膜)变态反应综合征(OAS),患儿在进食某种或几种水果或蔬菜几分钟后,口咽部如唇、舌上腭和喉发痒和肿胀,少数患儿出现全身过敏症状。多为水果、蔬菜或花粉过敏。

(二)IgE途径和非IgE途径共同介导型食物过敏性胃肠病

主要为嗜酸性粒细胞性食管炎、胃炎、胃肠炎,本病常累及6～18个月的婴儿。

1.过敏性嗜酸性粒细胞性食管炎(AEE)

AEE是由IgE介导或非IgE介导或两者均参与介导的食物变态反应。患儿常表现为拒食、溢乳、喂养困难、反流/呕吐、生长缓慢、消化不良、吞咽困难、胸腹痛、睡眠不安、易激惹等症状。

2.过敏性嗜酸性粒细胞性胃肠炎(AEG)

AEG是指嗜酸性粒细胞浸润胃及小肠的嗜酸性粒细胞性疾病,根据累及部位不同可分为三型:黏膜型、肌型、浆膜型。各型的临床表现可有所差异,黏膜型主要表现为恶心呕吐,腹痛腹泻,甚至血便、缺铁性贫血、生长缓慢及蛋白丢失;肌型主要表现为梗阻性症状,类似于幽门梗阻的临床症状;而浆膜型主要表现为嗜酸性粒细胞性腹水及腹痛腹胀。病变主要累及胃窦部及十二指肠,食管亦可同时受累,诊断时需排除其他引起嗜酸性细胞增高的疾病,如高嗜酸性粒细胞综合征等。

3.过敏性嗜酸性粒细胞性结肠炎(AEC)

AEC是指嗜酸性粒细胞浸润主要累及结肠,是过敏性嗜酸性粒细胞性消化道疾病中最少见的一种疾病。牛奶蛋白和大豆为主要的食物变应原,临床表现与过敏性嗜酸性粒细胞性胃肠炎基本相似。

(三)非IgE途径介导的食物过敏性胃肠病

非IgE途径介导的食物过敏性胃肠病包括食物蛋白性小肠结肠炎、食物蛋

白性肠病、食物蛋白性直肠结肠炎。这类胃肠道过敏症症状限于胃肠道,临床过程呈亚急性或慢性,变应原最常见为牛奶蛋白、大豆蛋白和谷物,自然病程1~3年。

1.食物蛋白性小肠结肠炎

表现反复腹泻、呕吐、精神软,常伴生长迟缓,过敏食物回避后再接触则在2小时内重新出现呕吐、腹泻、甚至有低血压。

2.食物蛋白性肠病

表现为慢性腹泻、生长迟缓、低蛋白性水肿、吸收不良。

3.食物蛋白性直肠结肠炎

婴儿少量血便,其余正常,变应原为牛奶蛋白,可见于人工喂养儿,也可见于母乳喂养儿,临床预后良好。

4.乳糜泻(CD)

乳糜泻也称慢性麸质过敏性肠病,变应原为麸质醇溶性蛋白过敏,表现为脂肪泻、腹胀、恶心、呕吐、吸收不良,病理学见肠绒毛广泛萎缩,HLA-DQ2及HLA-DQ8的表达与CD的发病有关,用于CD的筛查。过去认为乳糜泻在国人中罕见。

5.婴儿肠绞痛

表现为婴儿阵发性烦躁不安,极度痛苦喊叫,腿蜷缩,腹膨胀,排气多,一般于生后2~4周发病,到3~4个月痊愈。诊断依靠食物回避和激发试验。

6.牛奶蛋白过敏性胃食管反流

牛奶蛋白过敏性胃食管反流是1岁以内婴儿的常见疾病,且两者临床表现可类似。研究表明有20%~40%的胃食管反流婴儿与牛奶蛋白过敏有关。其临床表现常为呕吐,溢乳,喂养困难,生长发育受限,缺铁性贫血,哭闹,易激惹等,可伴有反流性食管炎。免疫学检查的阳性结果及餐后食管pH缓慢进行性下降常支持牛奶蛋白过敏性胃食管反流。

四、辅助检查

(一)常规检查

血常规、粪便常规、血清蛋白、血IgE。嗜酸性粒细胞性胃肠炎、嗜酸性粒细胞性食管炎患儿外周血嗜酸性粒细胞升高,血清IgE正常或升高。

(二)变应原抗体IgE和皮肤点刺试验

提示IgE型食物过敏。

(三)内镜检查结合组织学检查

对于食物过敏性的胃肠病,行内镜检查,能发现特异性的表现。嗜酸性粒细胞性食管炎可见食管黏膜白色斑点附着、"同心圆改变""裂隙状、皱褶样或气管样食管"。嗜酸性粒细胞性胃肠炎组织活检证实胃肠道一处或多处组织嗜酸性粒细胞浸润≥20 Eos/HPF,病变主要累及胃窦部及十二指肠,食管亦可同时受累,诊断时需排除其他引起嗜酸性细胞增高的疾病。嗜酸性粒细胞性结肠直肠炎,肠镜检查可见局部红斑,糜烂以及乙状结肠淋巴组织增生,部分患儿在内镜下可表现为嗜酸性隐窝炎。由于正常结肠活检中亦可看到约3%嗜酸性粒细胞浸润甚至更高比例,因此该病的诊断更为困难。一般认为,若病理检查结果提示黏膜下层及肌层存在水肿及脱颗粒表现,隐窝上皮有嗜酸性粒细胞浸润更加支持过敏性嗜酸性粒细胞性结肠炎的诊断,同时多点活检可提高诊断率。直肠及乙状结肠活检可见黏膜层及固有层嗜酸性粒细胞浸润(6~10 Eos/PHF)。

五、诊断和鉴别诊断

食物变态反应的诊断,首先根据详细的病史、皮肤试验或特异性食物过敏IgE 抗体的结果判定。如果疑为 IgE 介导,应排除有关食物,必要时做盲法激发试验,但病史中有过严重变态反应者或诊断明确者不做。疑为非 IgE 介导的食物过敏所致胃肠道疾病,激发前和激发后需做活检以利于诊断,无条件时应做食物的回避和激发试验。根据病史和/或皮肤点刺试验疑为 IgE 介导的疾病或食物诱发的小肠结肠炎,应排除可疑食物 1~2 周。其他胃肠变态反应疾病排除可疑食物可长达 12 周。如果症状未改善,则基本排除食物变态反应的可能。

要注意的是,即使是 IgE 介导的食物过敏,也不能仅根据皮肤点刺试验或特异性食物过敏 IgE 抗体做出诊断。许多患者据此被误诊为某种食物所致的食物变态反应,而避免了他们不该禁食的食物。因此病史的获得和食物的激发试验对病因的诊断很重要。临床还注意到,IgE 型和非 IgE 型可同时存在或相互转化,以及患者随时可能对新的食物变应原过敏。

食物过敏引起的症状具有多样性和非特异性,可能包括皮肤反应、呼吸问题以及消化系统症状等,应与非变态反应所引起的消化道和全身性疾病鉴别,如各种原因引起的消化不良、胆石症、炎症性肠病等。进食某些食物后引起的不良反应,如食物中毒、食物不耐受、药理样食物反应、假性食物过敏等,不能都认为是食物过敏。临床上应注意区分,尤其应避免将食物过敏误诊为食物的毒副作用或食物不耐受。

六、治疗

(一)避免变应原

一旦确定了变应原应严格避免再进食,这是最有效的防治手段。但"避"应有的放矢,如鸡蛋最容易过敏的部分为蛋清,可食蛋黄部分,一般 6~12 个月后小儿对大部分食物抗原的敏感性消失。此外,烹调或加热使大多数食物抗原失去变应原性。

鉴于 0~6 个月的婴幼儿食物过敏大多为牛奶蛋白过敏所致,部分为大豆蛋白过敏,因此人工喂养的牛奶蛋白过敏患儿回避牛奶后的营养治疗非常重要,建议用深度水解蛋白配方奶或氨基酸配方奶喂养至 6 个月,或直到 9~12 个月龄时。

(二)药物治疗

可用的药物包括激素、白三烯受体拮抗剂、抗组胺药等。不主张长期应用。

1.激素

激素治疗对非 IgE 介导的胃肠道疾病(如过敏性嗜酸性粒细胞性食管炎、胃肠炎、结肠炎)有效。全身应用激素一般推荐用于改善急性期症状,如吞咽困难并由此导致脱水和营养不良等,目前对激素使用疗程还不确定,一般认为口服甲强龙 1~2 mg/(kg·d),一天 2 次,最大剂量不超过 60 mg/d,逐渐增量并持续治疗 8 周后再逐渐减量可有效。口服丙酸氟替卡松凝胶880 mmol/d,一天 2 次,持续服用 3 个月,对治疗嗜酸性粒细胞性食管炎有效。对反复发作或激素及特殊配方奶治疗后复发的嗜酸性粒细胞性食管炎患儿,可予以口服布地奈德悬液 500 μg/d,一天 2 次,持续服用 3 个月。激素治疗是嗜酸性粒细胞性胃肠道疾病的主要治疗方法,但停止使用激素后原有症状可再现,因此还需要长期的后续治疗。

2.白三烯受体拮抗剂

病例研究和病例报告显示孟鲁司特 10~40 mg/d,一天一次,持续服用 14~20 个月,对嗜酸性粒细胞性食管炎、胃肠炎有效,并且可保证患者无需小剂量激素维持治疗,减少复发。

综上所述,食物过敏性胃肠病在婴幼儿是常见的疾病,临床表现多样,应该高度重视,在儿童胃肠道疾病尤其是婴幼儿慢性胃肠疾病的鉴别诊断中注意食物过敏的鉴别。皮肤点刺试验和特异性 IgE 检测对 IgE 介导食物过敏诊断有重要意义,但由于食物过敏胃肠病发病机制大多为非 IgE 介导,因此,需要借助内镜和组织学检查以及食物回避/激发试验以明确诊断,早期诊断并给予正确的营养指导可以防止早期诊断能防止严重的并发症,并降低其再发生率。对食物过敏的研究将更多的关注在明确食物过敏的发病关键基因、建立有预测性的诊断方法和免疫治疗。

第四节 炎症性肠病

炎症性肠病(IBD)是指原因不明的一组非特异性慢性胃肠道炎症性疾病,包括溃疡性结肠炎(UC)、克罗恩病(CD)和未确定型结肠炎(IC)。UC 是一种慢性非特异性结肠炎症,病变主要累及结肠黏膜和黏膜下层,大多从远端结肠开始,逆行向近端发展,可累及全结肠甚至末端回肠,呈连续性分布,临床主要表现腹泻、黏液血便、腹痛。CD 为一种慢性肉芽肿炎症,病变呈穿壁性炎症,多为节段性、非对称分布,可累及胃肠道各部位,以末端回肠和附近结肠为主,临床主要表现腹痛、腹泻、瘘管和肛门病变。IC 指结肠病变既不能确定为 CD 又不能确定为 UC 的结肠病变,病变主要位于近段结肠,远段结肠一般不受累,即使远段结肠受累,病变也很轻。UC、CD 和 IC 三者均可合并不同程度体重下降、生长迟缓和全身症状。

近年来,国内儿童 IBD 的病例数逐年上升,最近报道上海地区 IBD 的发病率从 0.5/10 万上升到 6/10 万,IBD 已引起儿科临床高度重视。但是,临床上与 IBD 有类似临床表现的疾病很多,由于缺乏对 IBD 诊断的组织学或血清学验证金标准,导致鉴别诊断困难。另一方面,与成年发病的 IBD 相比,儿童 IBD 具有某些特有的表现,如生长迟缓、营养不良发生率高。在男女比例、病变部位、临床表现方面,儿童 IBD 也与成人有差异。成人 UC 发病率高、儿童以 CD 为主;成人 UC 中以直肠、乙状结肠为主,儿童大多为全结肠炎;腹痛是儿童 IBD 的最常见表现,而成人以出血和腹泻多见。成人的分类法并不适用于儿童,如 CD 可分为炎症型、狭窄型和瘘管型,但这不适应用于儿童,因为儿童主要表现为炎症型。近年来,国内外先后出台有关儿童 IBD 的诊治指南,包括 2005 年 ESPGHAN 儿童炎症性肠病波尔图标准诊断,2010 年中国儿童炎症性肠病诊断规范共识性意见,2012 年 NICE 炎症性肠病循证指南,这些指南共同特点是都强调 IBD 诊断的规范性、科学性、实用性和普遍性,并且不断地更新和完善。

一、IBD 疑似病例诊断

患儿腹痛、腹泻、便血和体重减轻等症状持续 4 周以上或 6 个月内类似症状反复发作 2 次以上,临床上应高度怀疑 IBD。IBD 常合并:①发热;②生长迟缓、营养不良、青春发育延迟、继发性闭经、贫血等全身表现;③关节炎、虹膜睫状体炎、肝脾大、皮肤红斑、坏疽性脓皮病等胃肠道外表现;④肛周疾病如皮赘、肛裂、肛瘘、肛周脓肿。

二、IBD 诊断步骤

(一)UC

临床怀疑 UC 时,推荐以下逐级诊断步骤。

(1)粪便检查除外细菌性痢疾、肠结核、阿米巴痢疾、血吸虫病等。

(2)结肠镜检查和多点活检(暴发型者暂缓)。

(3)钡剂灌肠检查酌情应用,重度患儿不推荐。

(4)根据条件进行粪钙卫蛋白和乳铁蛋白以了解炎症的活动性。

(5)血白细胞计数(WBC)、血沉(ESR)、C 反应蛋白(CRP)和血浆蛋白水平、酵母菌寡甘露糖表位抗体(ASCA)、核周抗嗜中性粒细胞胞质抗体(pANCA)、血气分析电解质、血清肌酐和尿素氮、肝功能、凝血功能检查等对诊断和病情评估有帮助。

(6)血钙、25-羟基维生素 D3[25-(OH)D3]、叶酸、维生素 B_{12}(VitB$_{12}$)水平测定有助于营养状态的评估。

(7)结核感染相关检查,如 X 线胸片、结核菌素(OT)试验、血清结核菌纯化蛋白衍生物(PPD)试验、血清结核抗体检测,血清腺苷脱氨酶(ADA)检查,T 细胞斑点试验(T-SPOT)等。

(二)CD

临床怀疑 CD 时,推荐以下逐级诊断步骤。

(1)结肠镜和胃镜检查及活检病理组织学检查:结肠镜检查须达到回肠末端,病变组织行病理检查,同时可行抗酸染色,若条件允许,可对病变组织采用特异性引物行结核 DNA 分析。

(2)胃肠钡剂造影、腹部 B 超以帮助了解肠道病变。

(3)了解小肠病变:选择胶囊内镜检查(须在排除小肠狭窄后进行)或小肠镜

检查。

(4)CTE(CT肠显影技术)或MRE(磁共振肠显影技术),有助于更好地了解肠道病变和肠外病变,了解肠腔狭窄、瘘管形成等,对于儿童,由于顾虑CT放射性危害,最好选择MRE。

(5)上述用于UC的结核感染相关检查和实验室检查同样可用来评价CD疾病的活动性和严重度。

(三)其他

初发病例、临床与影像或内镜及活检改变难以确诊时,应随访3～6个月。与肠结核混淆不清者应按肠结核做诊断性治疗,以观后效。

三、IBD诊断标准

(一)UC诊断标准

1.根据以下临床表现和检查结果诊断UC,确诊UC应符合(1)＋(2)或(3)＋(4);拟诊UC应符合(1)＋(2)或(3)

(1)临床表现:持续4周以上或反复发作的腹泻,为血便或黏液脓血便,伴明显体重减轻。其他临床表现包括腹痛、里急后重和发热、贫血等不同程度的全身症状,可有关节、皮肤、眼、口及肝胆等肠外表现。

(2)结肠镜检查:病变从直肠开始,连续性近端发展,呈弥漫性黏膜炎症,血管网纹消失、黏膜易脆(接触性出血)、伴颗粒状外观、多发性糜烂或溃疡、结肠袋囊变浅、变钝或消失(铅管状),假息肉及桥形黏膜、肠腔狭窄、肠管变短等。

(3)钡灌肠检查:肠壁多发性小充盈缺损,肠腔狭窄,袋囊消失呈铅管样,肠管短缩。

(4)活检组织标本或手术标本病理学检查。①活动性:固有膜内弥漫性、慢性炎性细胞及中性粒细胞、嗜酸性粒细胞浸润、隐窝炎或形成隐窝脓肿;隐窝上皮增生,同时杯状细胞减少;黏膜表层糜烂、溃疡形成。②缓解期:中性粒细胞消失,慢性炎性细胞减少;隐窝不规则,排列紊乱;腺上皮与黏膜肌层间隙增大,潘氏细胞化生。

2.诊断应包括其临床类型、病变范围、严重程度以及活动性等

(1)临床类型:初发型、慢性复发型、慢性持续型、暴发型。①初发型:既往无病史首次发作;②慢性复发型:病情缓解后复发;③慢性持续型:首次发作后可持续有轻度的腹泻、便血,常持续半年以上,可有急性发作;④暴发型:症状严重,血便每天10次以上,伴中毒性巨结肠、肠穿孔、脓毒血症等并发症。

(2)病变范围:直肠型、直肠乙状结肠型、左半结肠型、全结肠型。病变范围参考结肠镜检查结果确定。

(3)病情程度:轻度、中度、重度。①轻度:患儿腹泻每天 4 次以下,便血轻或无,无发热、脉搏加快、贫血,血沉正常;②中度:介于轻度与重度之间;③重度:腹泻每天 6 次以上,伴明显黏液血便、体温 37.5 ℃以上、脉搏加快、血红蛋白＜100 g/L、血沉＞30 mm/h。

(4)活动性:活动期、缓解期。①活动期:患儿有典型临床表现,结肠镜下黏膜呈炎症性改变,病理学检查显示黏膜呈活动期表现;②缓解期:临床表现缓解,结肠黏膜病理检查呈缓解期表现。

(二)CD 诊断标准

1.综合临床、影像、内镜表现及病理检查结果诊断本病,采取排除诊断法,主要排除肠结核、其他慢性肠道感染性疾病、肠道恶性淋巴瘤

(1)临床表现:慢性起病、反复发作的右下腹或脐周腹痛伴明显体重下降、发育迟缓,可有腹泻、腹部肿块、肠瘘、肛门病变以及发热、贫血等。

(2)影像学检查:胃肠道钡剂造影、钡灌肠造影、CT 或磁共振检查见多发性节段性的肠管僵硬、狭窄,肠梗阻、瘘管。

(3)内镜检查:病变呈节段性、非对称性、跳跃性分布,阿弗他样溃疡、裂隙状溃疡、铺路石样外观,肠腔狭窄、肠壁僵硬,狭窄处病变常呈跳跃式分布。

(4)手术标本外观:肠管局限性病变、跳跃式损害、铺路石样外观、肠腔狭窄、肠壁僵硬。

(5)活检组织标本或手术标本病理学检查:裂隙状溃疡、非干酪性肉芽肿、固有膜中大量炎性细胞浸润以及黏膜下层增宽呈穿壁性炎症。

具有表 8-1 诊断要点中的①②③者为拟诊,再加上④⑤⑥三项中任何一项可确诊。具有第④项者,只要加上①②③三项中任何两项亦可确诊。

表 8-1　WHO 推荐的 CD 诊断要点

诊断要点	临床表现	影像学	内镜	活检	标本外观
非连续性阶段性病变		+	+		+
铺路石表现或纵行溃疡		+	+		+
全壁炎症病变	+(腹块)	+(狭窄)	+(狭窄)		+
非干酪肉芽肿、裂隙溃疡				+	+
瘘管	+	+		+	+
肛门部病变	+			+	

2.诊断应包括病变范围、严重程度

(1)病变范围:结肠型、小肠型、回结肠型,病变范围参考影像及内镜结果确定。

(2)临床严重程度:根据儿童 CD 活动指数(PCDAI)估计病情程度和活动程度及评价疗效,分为不活动、轻度、中/重度。活动指数 0~10 分:不活动;活动指数 11~30 分:轻度;活动指数>30 分:中/重度。

(三)IC 的诊断

IC 的诊断应综合内镜、多部位活检病理、肠道影像学检查和临床资料以及手术后组织病理作出诊断。病变局限于结肠,近段结肠病变重而远段结肠病变轻,病理检查肯定为肠道慢性炎症性病变但不能区分是结肠 CD 或 UC、也不提示淋巴细胞性或过敏性结肠炎,可考虑 IC。

参 考 文 献

[1] 马千里.临床儿科诊疗方略[M].武汉:湖北科学技术出版社,2022.

[2] 聂梅兰,肖珮,张瑞品,等.儿科疾病诊治理论与治疗方案[M].北京/西安:世界图书出版公司,2023.

[3] 薛艳,时爱芹,孙秀红,等.现代儿科基础与临床[M].哈尔滨:黑龙江科学技术出版社,2022.

[4] 马铁.现代儿科疾病诊疗思维与实践[M].上海:上海交通大学出版社,2023.

[5] 袁淑华,仪凤菊,张伟丽,等.新编儿科诊疗进展[M].长春:吉林科学技术出版社,2022.

[6] 程佩萱.儿科疾病诊疗指南[M].北京:科学出版社,2023.

[7] 王永清.儿科基本诊疗备要[M].苏州:苏州大学出版社,2022.

[8] 高鲁.临床儿科学理论与治疗实践[M].上海:上海交通大学出版社,2023.

[9] 郭勇,张守燕,郑馨茹,等.儿科疾病治疗与急救处理[M].哈尔滨:黑龙江科学技术出版社,2022.

[10] 王献民,皮光环,雷勋明.儿科临床指导手册[M].成都:四川大学出版社,2023.

[11] 郭善同.现代临床药学与儿科研究[M].长春:吉林科学技术出版社,2022.

[12] 刘瀚旻.基层儿科常见症状与疾病[M].北京:人民卫生出版社,2022.

[13] 张士香.儿科疾病治疗与儿童预防保健[M].上海:上海交通大学出版社,2023.

[14] 马晓花.实用临床儿科疾病诊疗学[M].长春:吉林科学技术出版社,2022.

[15] 唐维兵.儿科疾病诊疗思维[M].南京:江苏科学技术出版社,2023.

[16] 孙洪霞,马中元,刘宁,等.儿科常见病综合治疗精要[M].上海:上海科学普及出版社,2022.

[17] 张勇.儿科疾病专科诊疗精粹[M].武汉:湖北科学技术出版社,2022.

[18] 陈佳,李小玉,侯怡,等.儿科常见疾病健康教育手册[M].成都:四川大学出版社,2022.

[19] 宋红梅.协和儿科医嘱手册[M].北京:人民卫生出版社,2023.

[20] 任仰成.临床儿科诊断与治疗技术实践[M].汕头:汕头大学出版社,2022.

[21] 田增春,陈铨涛,王焕焕,等.儿科诊治规范与病案分析[M].南昌:江西科学技术出版社,2022.

[22] 田晔.儿科疾病临床诊疗与护理技术[M].哈尔滨:黑龙江科学技术出版社,2022.

[23] 罗玉龙.现代儿科疾病诊治精要[M].上海:上海交通大学出版社,2023.

[24] 吴玉芹.儿科疾病临床诊疗思维及新进展[M].南昌:江西科学技术出版社,2022.

[25] 邹国涛.儿科常见疾病临床诊疗实践[M].北京:中国纺织出版社,2022.

[26] 盖壮健,鲍国玉,姚丽,等.精编儿科常见病诊疗[M].上海:上海交通大学出版社,2023.

[27] 乔淑敏,卓翠云,张瑞,等.儿科疾病诊疗与护理[M].北京/西安:世界图书出版公司,2022.

[28] 罗景华.精编儿科疾病诊治要点与技巧[M].武汉:湖北科学技术出版社,2022.

[29] 李勇,胡培杰,张乐彤.国内外儿童用药研发现状及激励政策比较[J].中国药物评价,2023,40(1):12-16.

[30] 杨静丽,王建辉.2022版美国儿科学会新生儿高胆红素血症管理指南解读[J].中国当代儿科杂志,2023,25(1):11-17.

[31] 李刚山,刘竟.阿莫西林克拉维酸钾联合替硝唑治疗小儿胃炎的临床效果分析[J].贵州医药,2023,47(5):716-718.

[32] 林健,刘水源,陈实.经Keen点入路行脑室-腹腔分流术治疗小儿先天性脑积水(附21例报告)[J].福建医药杂志,2023,45(3):29-31.

[33] 彭鑫,王佳,魏春根,等.丙种球蛋白联合利巴韦林对急性毛细支气管炎患儿免疫功能及炎性因子的调节作用[J].临床合理用药杂志,2023,16(24):133-135.